日本の医療を崩壊させないために

日本医学会 副会長
出月康夫

インターメディカ

まえがき

日本の社会保障制度が大きく後退しはじめている。すでに年金がカットされ、福祉が厳しく制限され、医療費の自己負担も三割に増えている。始まったばかりの介護も財政難を理由にサービスがカットされようとしている。

日本は、医療において早くから国民皆保険制度を実現し、フリーアクセス・平等給付を堅持してきた世界で唯一つの国である。国民の誰でもが、病気になったときには自分が希望する医師や病院にかかることができるすばらしい医療制度を持つ国は、世界中どこを探しても他にないのである。

国の財政の悪化に歯止めがかからないことから、これまで聖域とされてきた医療の分野でも矢継ぎ早に制度改革が行われている。改革というのは改善を図るために行われるものと考えていたが、今行われている医療制度改革に関する限り、医療費の抑制を最優先にした改悪としか思えないような改革が多い。医療の質を向上し、無駄を省いて効率化を図るという美しいスローガンのもとに行われる様々な改革が本当に必要なのか。これらの改革が実際に質の向上や効率化につながるのか、大きな疑問がある。

医療に関するデータを最も多く持っているのは厚生労働省である。そのデータは国民の目に触れることは少ない。膨大なデータから都合のよいデータだけを取捨選択して情報操作を行い、政策誘導が行われていることに気づいているマスコミや国民は少ない。私たち医療に携わっている者にとっても得られる情報は限られているが、医療の現場を最もよく知り、医療の実態を肌で感じているのは医療現場で働く私たちである。このまま医療制度改革が進められると、これまでわが国が世界に誇ってきたすばらしい医療がガラガラと音を立てて崩れてしまう危機感を強くしている。

本書に記したことは、医学会や医療関係者の間では私がこれまでも折に触れて述べてきたことであるが、医療現場で働く一人の医師が今行われようとしている医療制度改革についてどのように感じ、どのように考えているかを直接に国民の皆さんにも知ってもらいたいという意図のもとにまとめたものである。

第二章の後半は、私が日本医師会雑誌の編集委員長をしていた一九九六年から二〇〇二年までの間に書いた同誌「あとがき」のなかから一〇〇篇ほどを選んでまとめたものなどである。一人の医師の声として、また国民の皆さんが日本の医療を考える一助として、お読みいただければ幸いである。最後に、この「あとがき」の転載を快く認めていただいた日本医師会に、この場を借りて厚く御礼を申し上げる。

二〇〇五年六月

出月康夫

目次

第一章　日本の医療を崩壊させないために

第二章　日本の医療、近年の動きを振り返って

二　医師として、時事折々に想うこと
―日本医師会雑誌「あとがき」（一九九六―二〇〇二年）を中心に―

第一章　日本の医療を崩壊させないために

日本の医療保険制度

世界保健機関（ＷＨＯ）が世界各国の医療水準を評価したデータがある（一五頁）。これによると、わが国の医療水準は世界の先進国のなかで第一位にランクされている。何かというと医療の質が高いことで引き合いに出される米国の医療水準はなんと第一五位である。臓器移植や心臓血管外科などの特殊な領域は別として、平均的に見るとわが国の医療水準は米国よりもはるかに高いのである。このことはわが国の乳幼児死亡率が世界で最も低く、また平均寿命が男女ともに世界一であることからも裏付けられている。

一方、医療に対する患者の満足度はどうかというと、これは調査母体や調査対象によってかなり異なっている。医療者側である日本医師会による患者を対象とした調査では、八〇％以上の患者が自分が受けている医療に満足していると答えているのに対して、マスコミなどによる一般国民を対象とした調査では、大いに満足六％、まあ満足六八％と少し低い（朝日新聞世論調査二〇〇二年三月）。これは、わが国の医療の質が必ずしも満足できるものではないこと、また大きなバラツキがあって、医師や病院によってかなりの差があることを示している。同じ病院でも受持ちの医師一人ひとりによって患者が受ける印象

日本の医療・素朴な疑問 1

日本の医療レベルは世界でどのくらい？

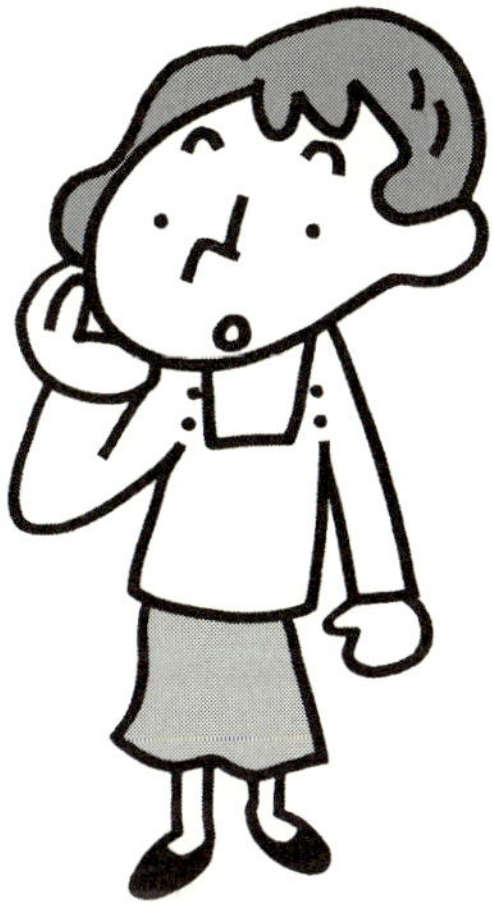

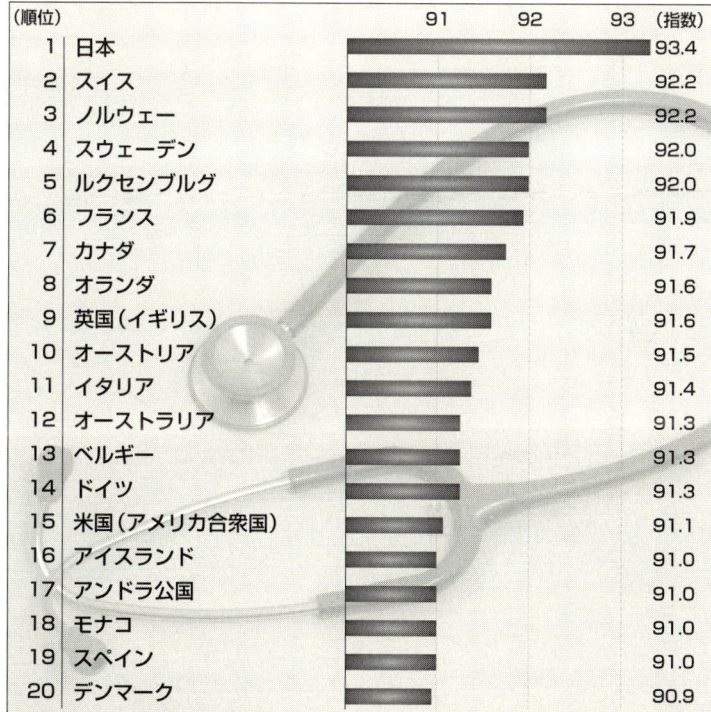

A なんと世界No.1なのです。ご存知でしたか？

世界各国の医療水準

(順位)		(指数)
1	日本	93.4
2	スイス	92.2
3	ノルウェー	92.2
4	スウェーデン	92.0
5	ルクセンブルグ	92.0
6	フランス	91.9
7	カナダ	91.7
8	オランダ	91.6
9	英国（イギリス）	91.6
10	オーストリア	91.5
11	イタリア	91.4
12	オーストラリア	91.3
13	ベルギー	91.3
14	ドイツ	91.3
15	米国（アメリカ合衆国）	91.1
16	アイスランド	91.0
17	アンドラ公国	91.0
18	モナコ	91.0
19	スペイン	91.0
20	デンマーク	90.9

（WHO ： The World Health Report 2000）

は大きく異なることも事実であって、医療にはこのような側面があることも避けられない。

さて、わが国の医療は一九六一年度に実現された国民皆保険制度によって運用されている。この制度にはいくつかの大きな特色がある（一七頁）。

一　すべての国民が何らかの公的保険でカバーされていること。
二　現物給付であること。
三　給付が平等であること。
四　フリーアクセスが確保されていること（患者が自分で医師や病院を自由に選ぶことができる）。
五　医療費は国が決めた公定価格制度であること（診療報酬点数制度、薬価制度）。
六　患者が一部負担金（現在は老人を除いて一律に三割負担）を払うこと。
七　国（厚生労働省）がすべてを管理していること。
八　医師や看護師などの医療従事者の技術料が別途に定められていないで、診療報酬のなかに包括されていること（外国で認められている医師の技術料（physician's fee, surgeon's fee）がないこと）。

日本の医療・素朴な疑問 2

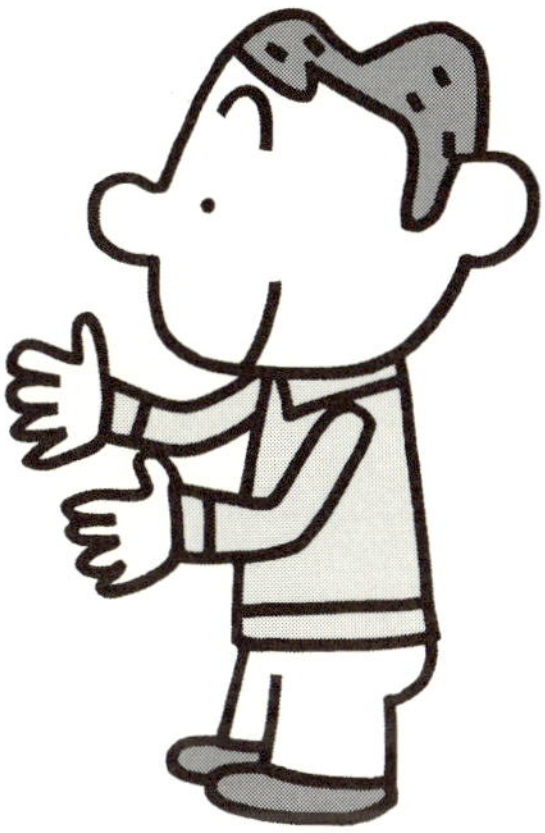

**日本の医療制度って
どんなもの？**

**A 実は、よい点がいろいろ。
自慢できる制度です。**

世界に冠たるわが国の医療保険制度

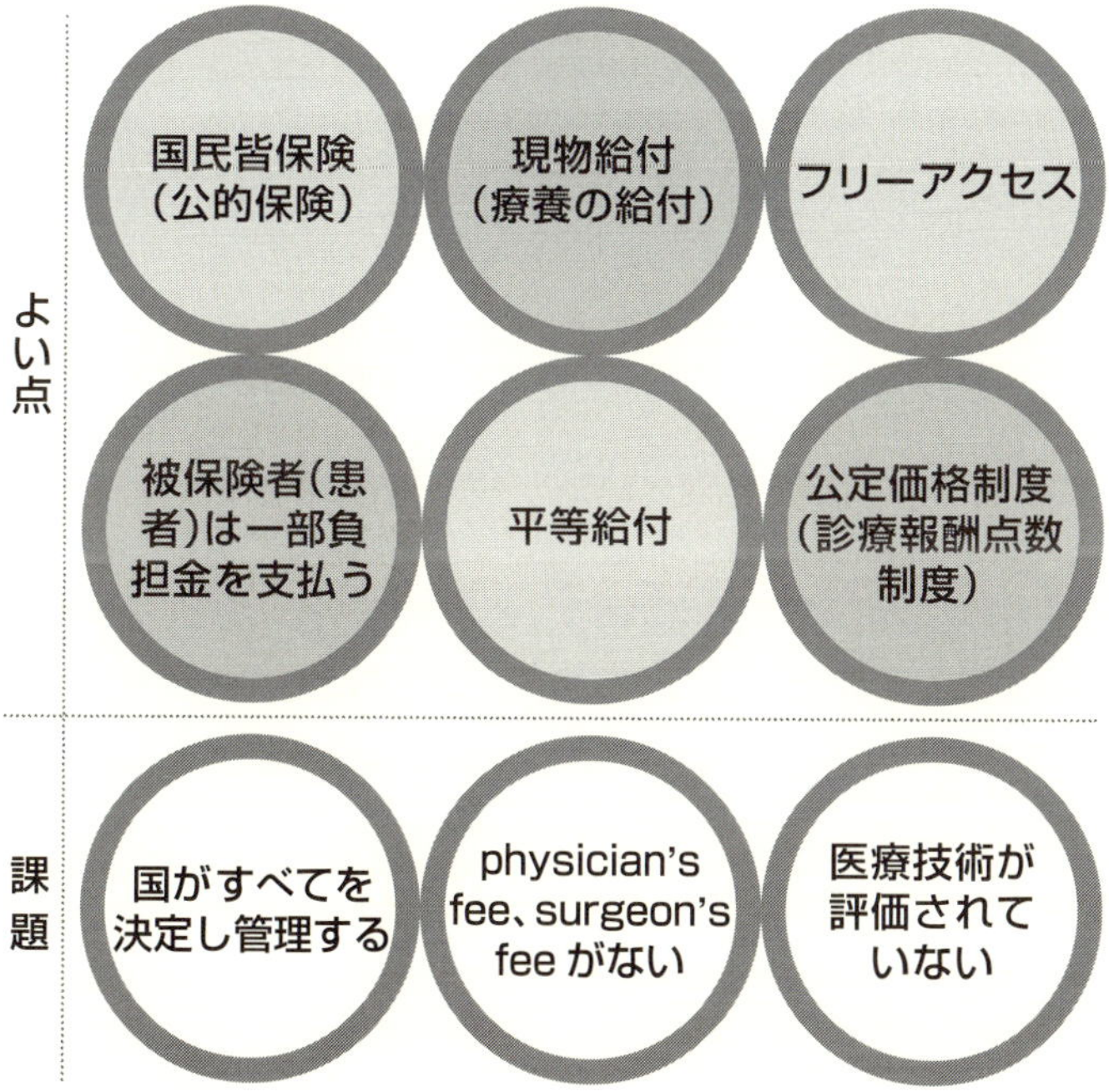
よい点
国民皆保険（公的保険）
現物給付（療養の給付）
フリーアクセス
被保険者（患者）は一部負担金を支払う
平等給付
公定価格制度（診療報酬点数制度）
課題
国がすべてを決定し管理する
physician's fee、surgeon's fee がない
医療技術が評価されていない

九　医療技術や経験が全く評価されていないこと（一年目の医師でも、三〇年のキャリアのある医師でも診療報酬点数は全く同じ）。

などの特徴がある。

わが国の医療保険制度による医療は現物給付で行われている。公的保険で受けられる医療サービスは法律で定められているが（健康保険法第六三条）、①診察、②薬剤または治療材料の給付、③処置、手術その他の治療、④居宅における治療上の管理、およびその療養に伴う世話その他の看護、⑤病院または診療所への入院およびその療養に伴う世話その他の看護、などが含まれている（一九頁）。

日本の医療・素朴な疑問 3

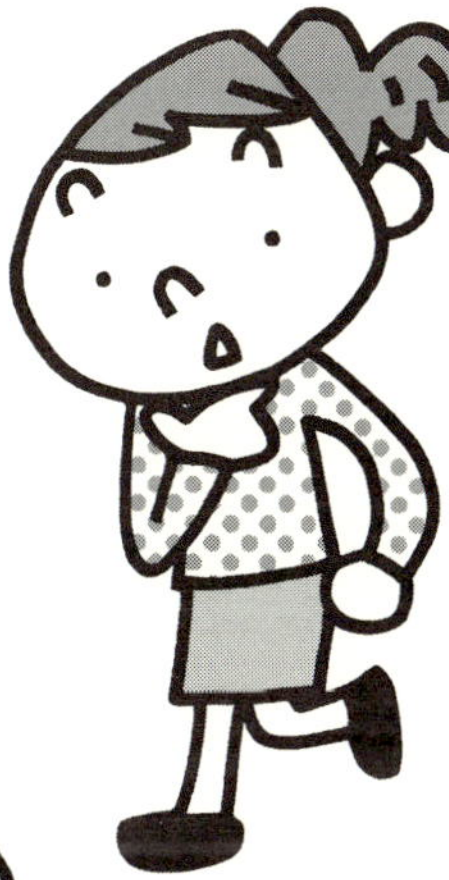

「現物給付」って
なんですか？

A 簡単にいえば、公的医療保険で現金が支給されるのではなく、実際に医療を提供されることです。

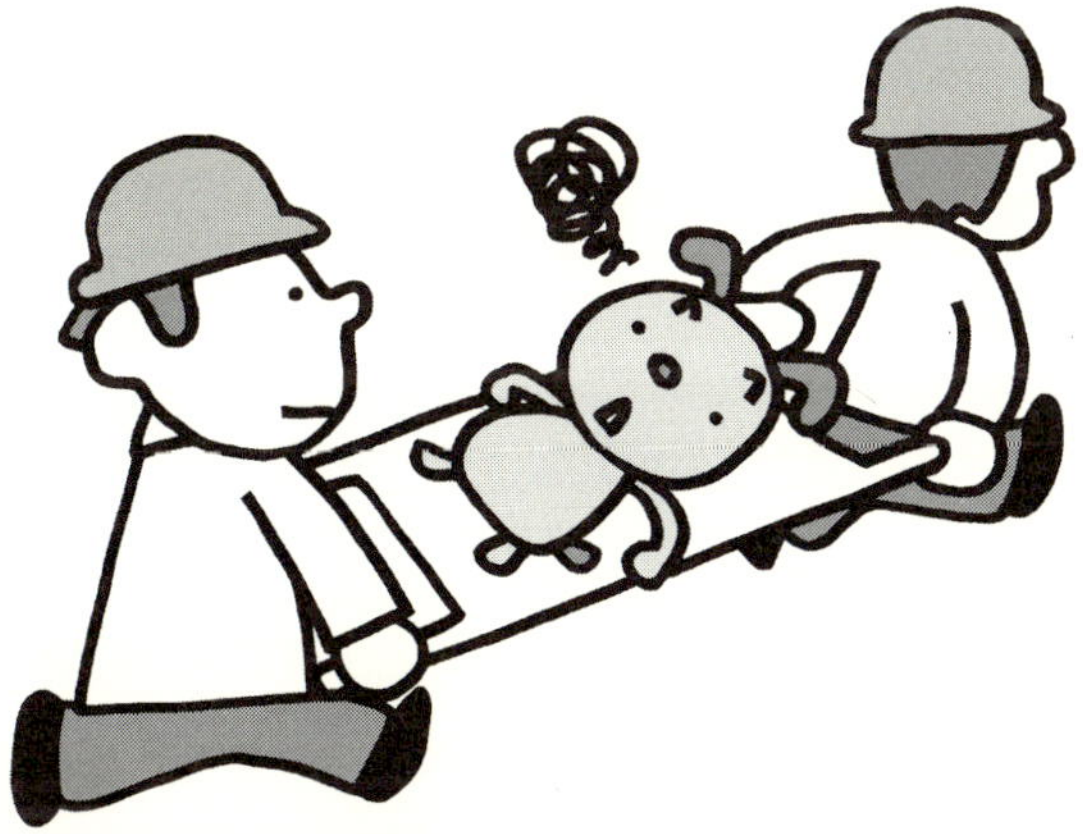

現物給付（健康保険法第63条）

1. 診察
2. 薬剤または治療材料の給付
3. 処置、手術その他の治療
4. 居宅における治療上の管理およびその療養に伴う世話その他の看護
5. 病院または診療所への入院およびその療養に伴う世話その他の看護

日本の医療の特徴

　このような医療制度のもとで実施されているわが国の医療の現状を諸外国と比較すると、いくつかの特色が見られる。すなわち、人口当たりの病床数が諸外国と比べると大変に多いこと、また入院患者の平均在院日数が長いことである。また、薬剤の使用量が多いこと、CT、MRIなどの検査数が多いこともよく知られている。その一方で、医師や看護師などの医療従事者が大変に少ないこと（二二頁）や、一床当たりの占有面積が小さいこと（病室が狭いこと）、人工透析患者が多いこと、などの特徴が指摘されている。

わが国の医療の特徴

- 病床数が多い
- 在院日数が長い
- 薬剤の使用量が多い
- CT、MRI など、検査数が多い
- 一床当たりの医師、看護師、医療職員の数が少ない
- 病室、病床当たりの面積が狭い
- 透析患者数が多い

（・総医療費の対GDP比は低い）

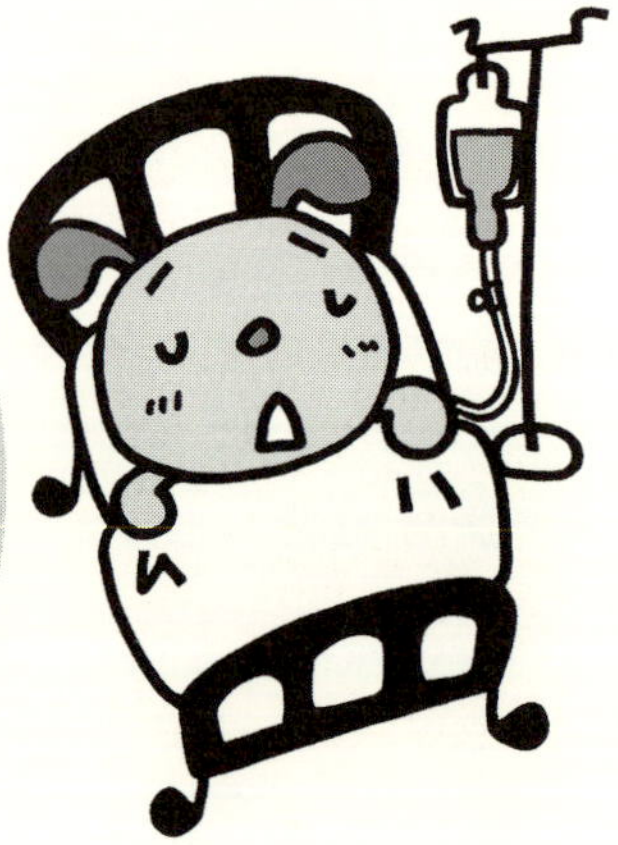

日本の医療・素朴な疑問 4

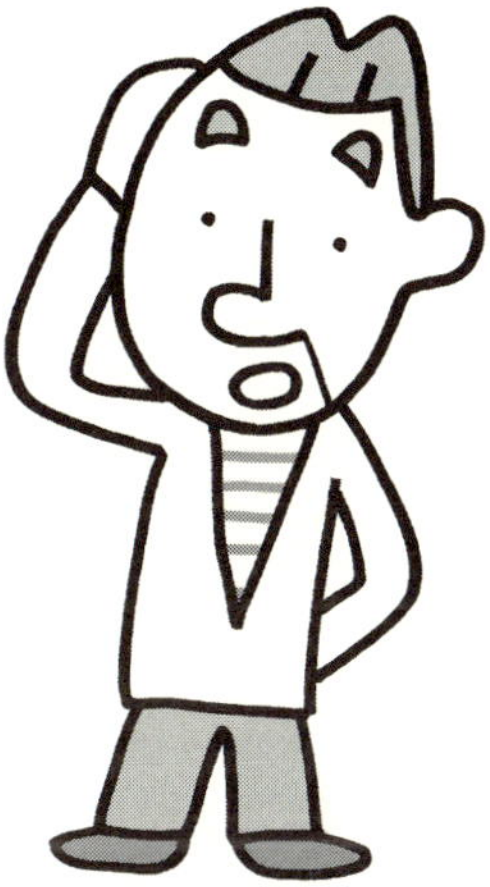

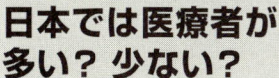

日本では医療者が
多い？ 少ない？

A 実は医師も看護師も大変少ないのです。

医師数と看護職員数の国際比較

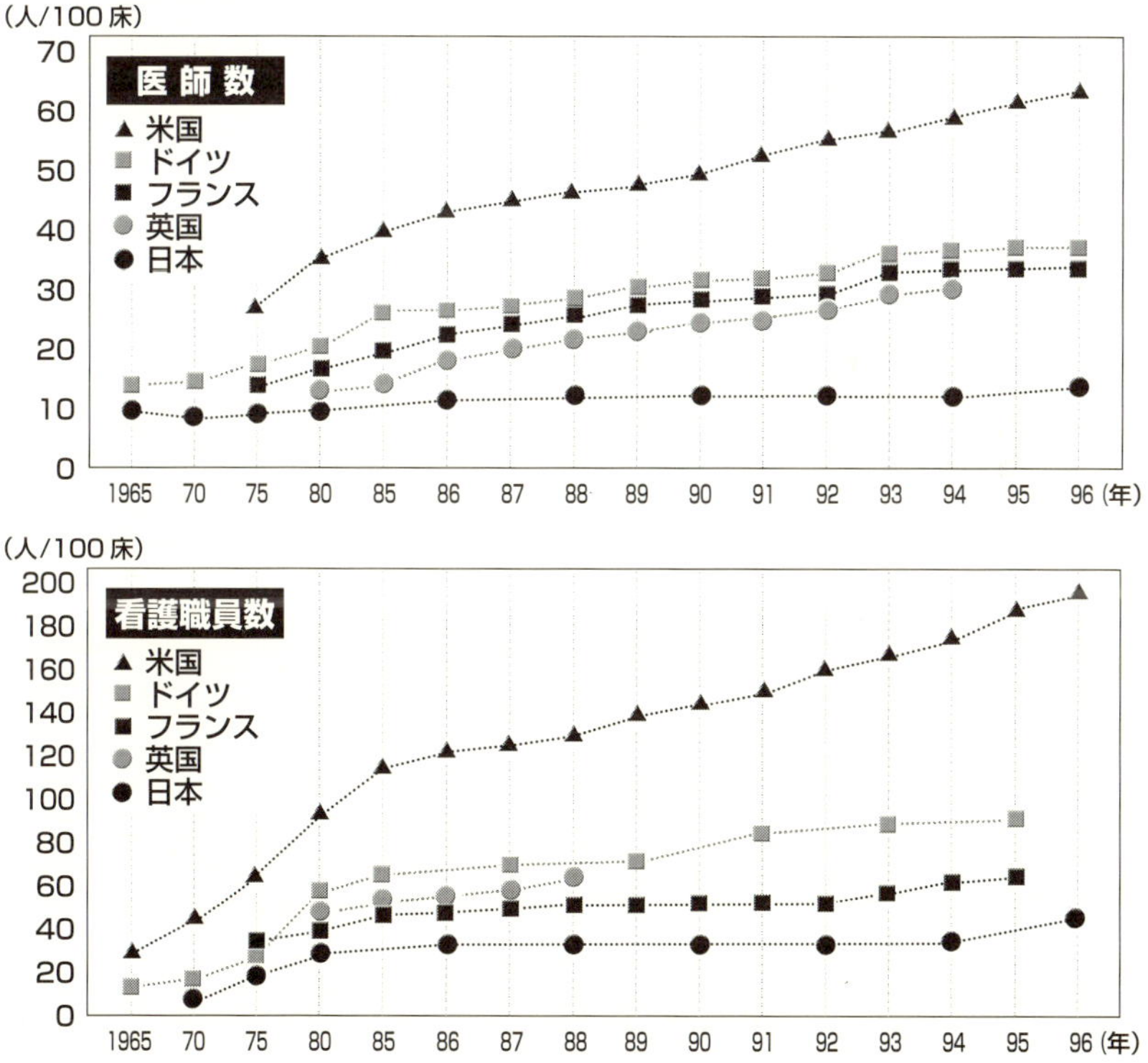

（週刊社会保障編集部編：欧米諸国の医療保障、法研、2000）

日本の医療費は多すぎるのか

医療費の総額が遂に三〇兆円を超えたことが大きく報道され、わが国の財政に大きな負担となっているといわれているが、本当にそうなのだろうか。

先進国の医療費の対ＧＤＰ（国内総生産）比を調査したＯＥＣＤ（経済協力開発機構）のデータがある（一二三頁）。これを見ると、わが国の医療費の対ＧＤＰ比は約八％と、先進国中最も低い英国に次いで二番目に低いのである。最下位の英国がブレア首相の英断で医療費を一〇％まで増加させることを決定しているので、まもなくわが国は先進国のなかで最下位となることは間違いない。

わが国の医療費が三〇兆円を超えたといっても、三〇兆円のうち国が支出しているのは、わずかにその二五％の八兆円弱にすぎない（一一四頁）。これは米国の医療に対する公費支出（約七〇兆円）の約十分の一にすぎない。

わが国の医療水準が世界第一位であることを考え合わせると、わが国は大変に効率のよい医療を行っていることが分かる。実際、このような少ない医療費支出で医療が維持されている背景には、医師の労働基準法を無視した過剰労働や、ギリギリまでの病院の経営努

日本の医療・素朴な疑問 5

日本の医療費は多すぎる？

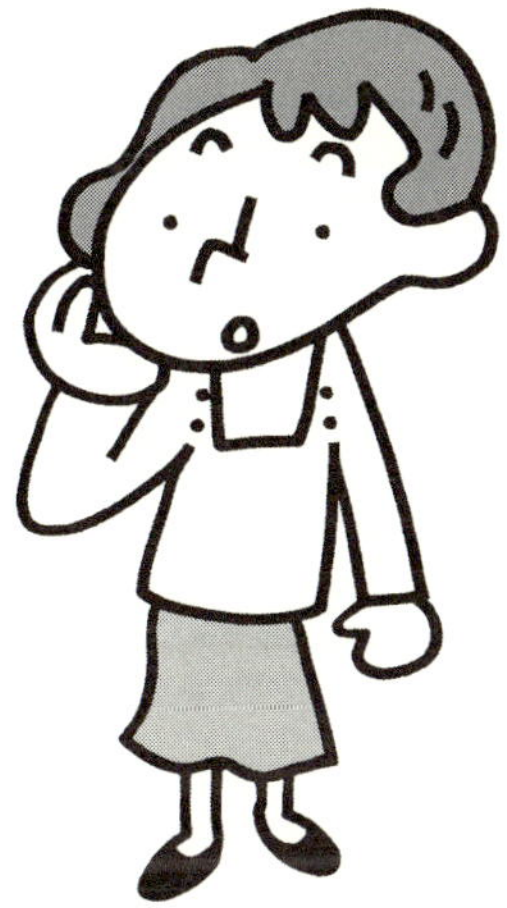

A 実は少ないのです。もうすぐ先進国中で最下位になるでしょう。

医療費のGDP（国内総生産）に占める比率

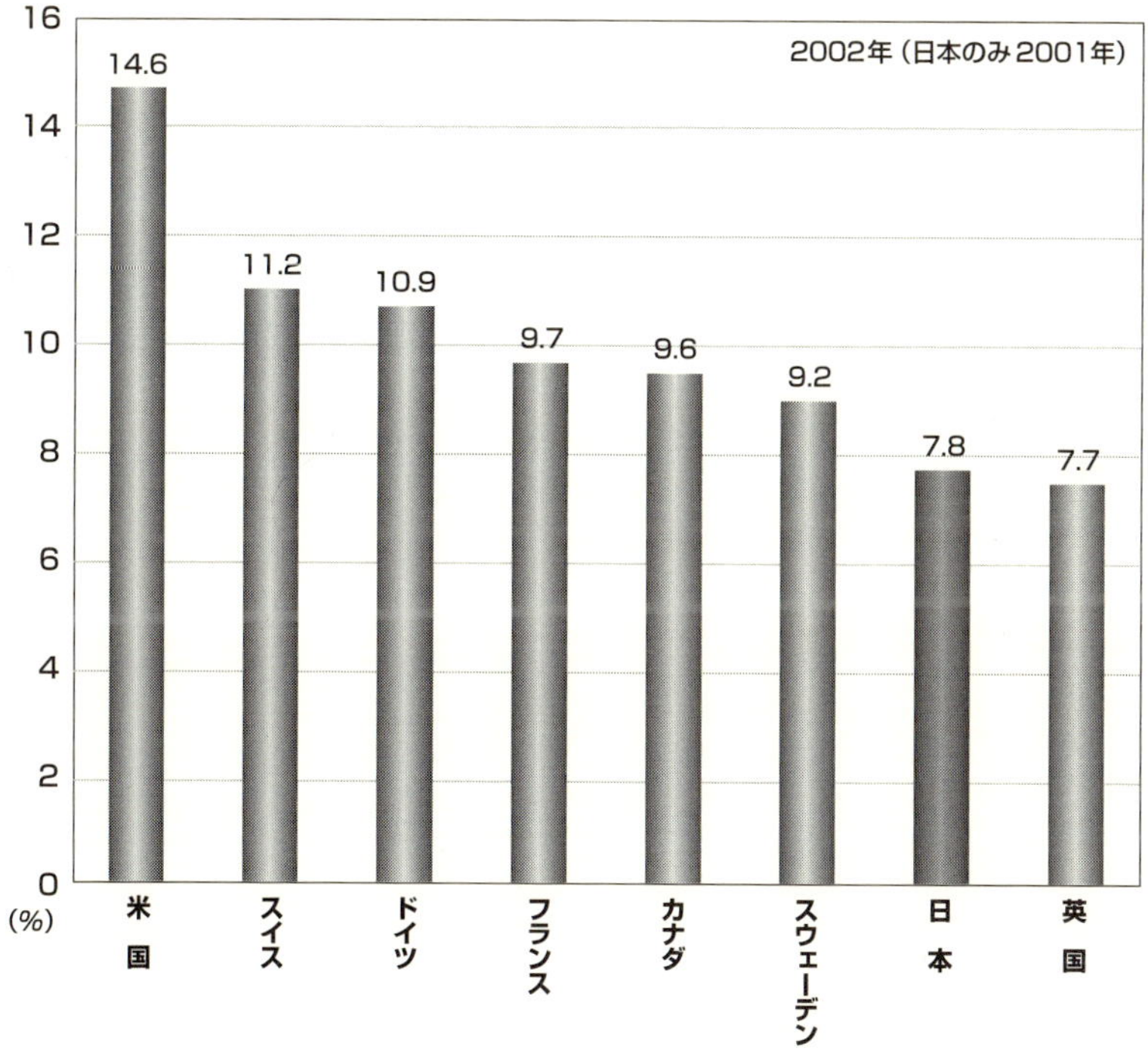

（OECD Health Data 2004）

日本の医療・素朴な疑問 6

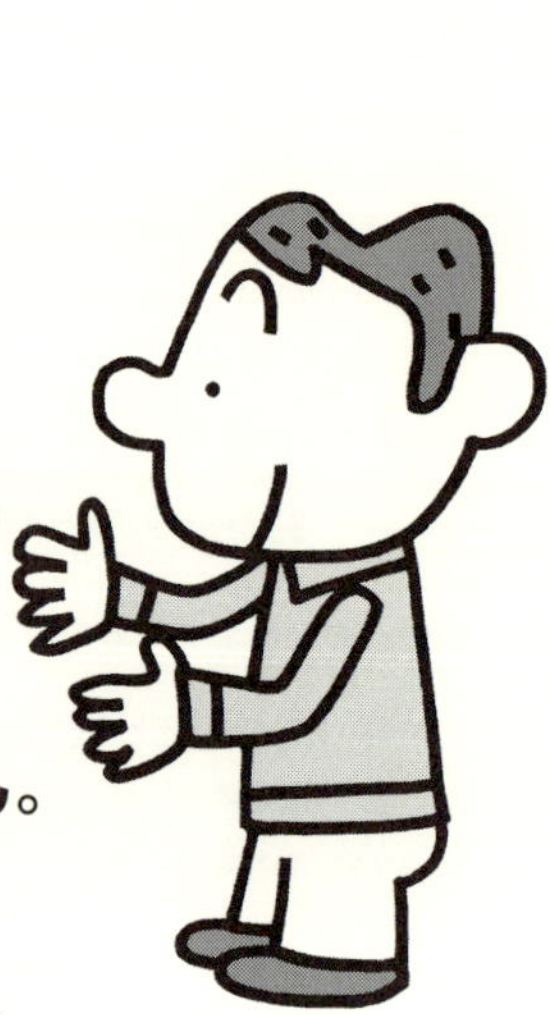

国が医療費を多く負担？

A　いいえ、割合で考えても約1/4しか国は負担していません。

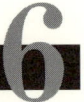

日本の財源別医療費割合

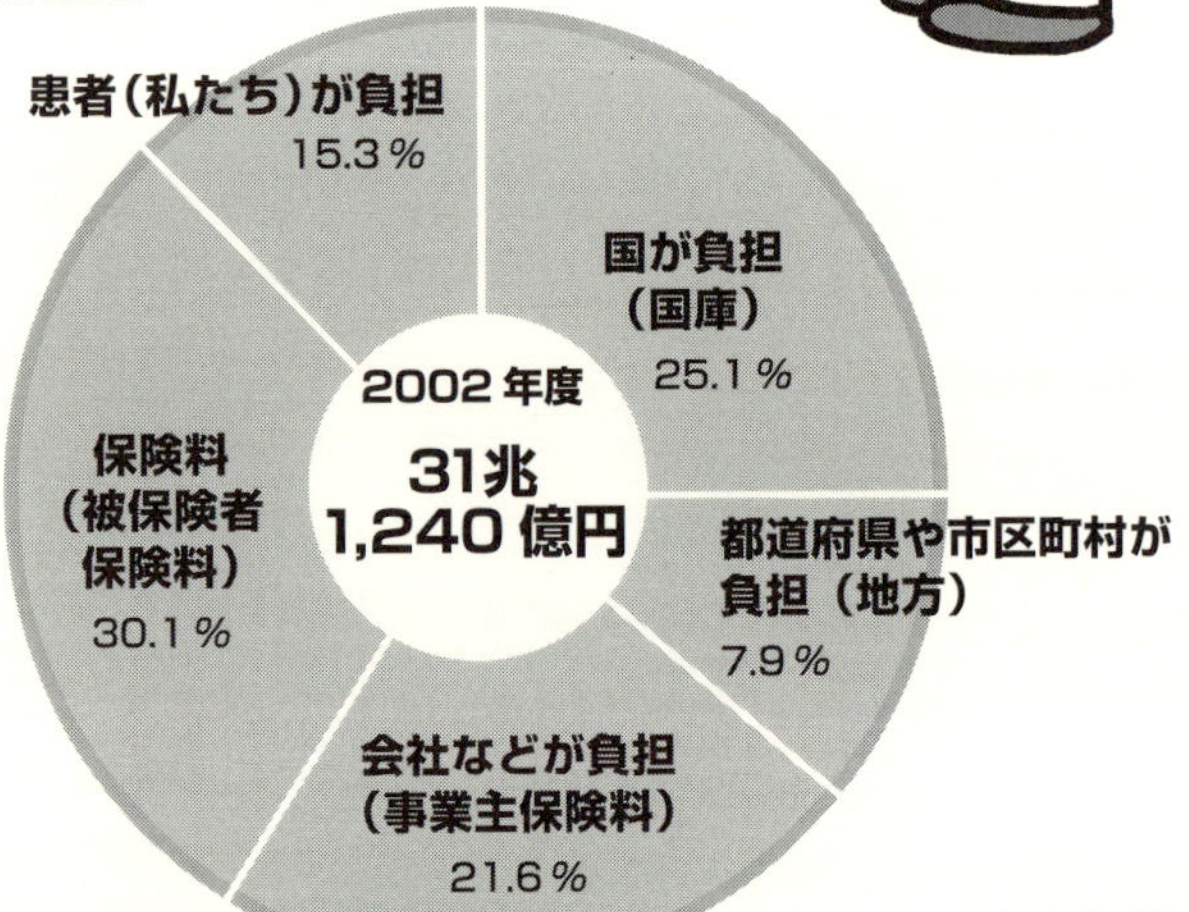

（厚生労働省資料）

●日本の公費負担額は米国の約 1/10
●日本の医療費は、決して多くない

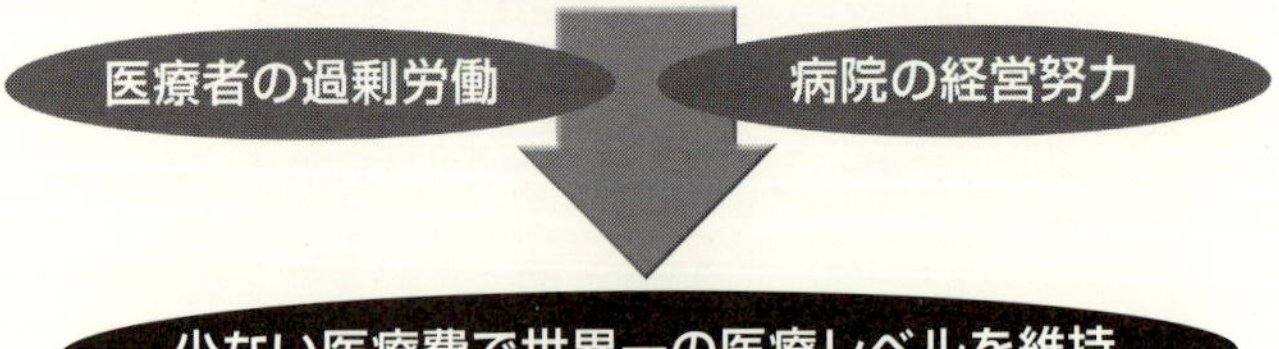

医療者の過剰労働
病院の経営努力
少ない医療費で世界一の医療レベルを維持

日本の医療・素朴な疑問 7

日本の医療費は増加中？

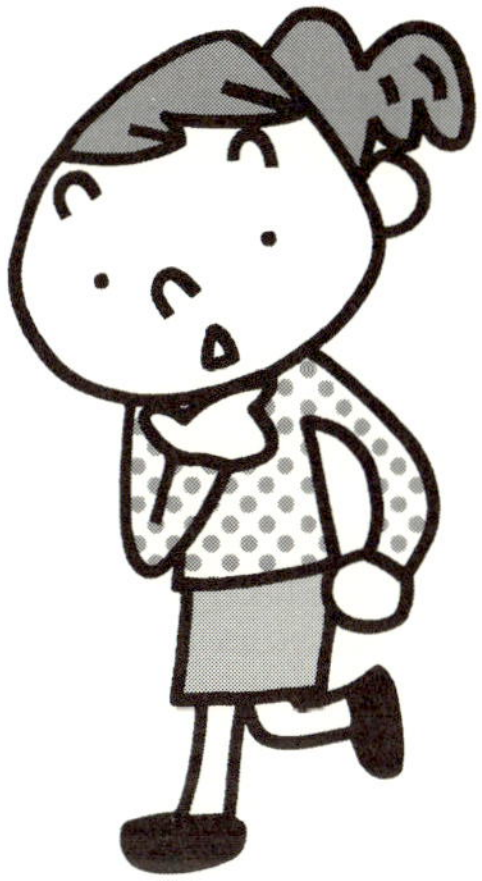

**A 増えています。
ただし、日本だけではありません。**

日本の医療費の動向

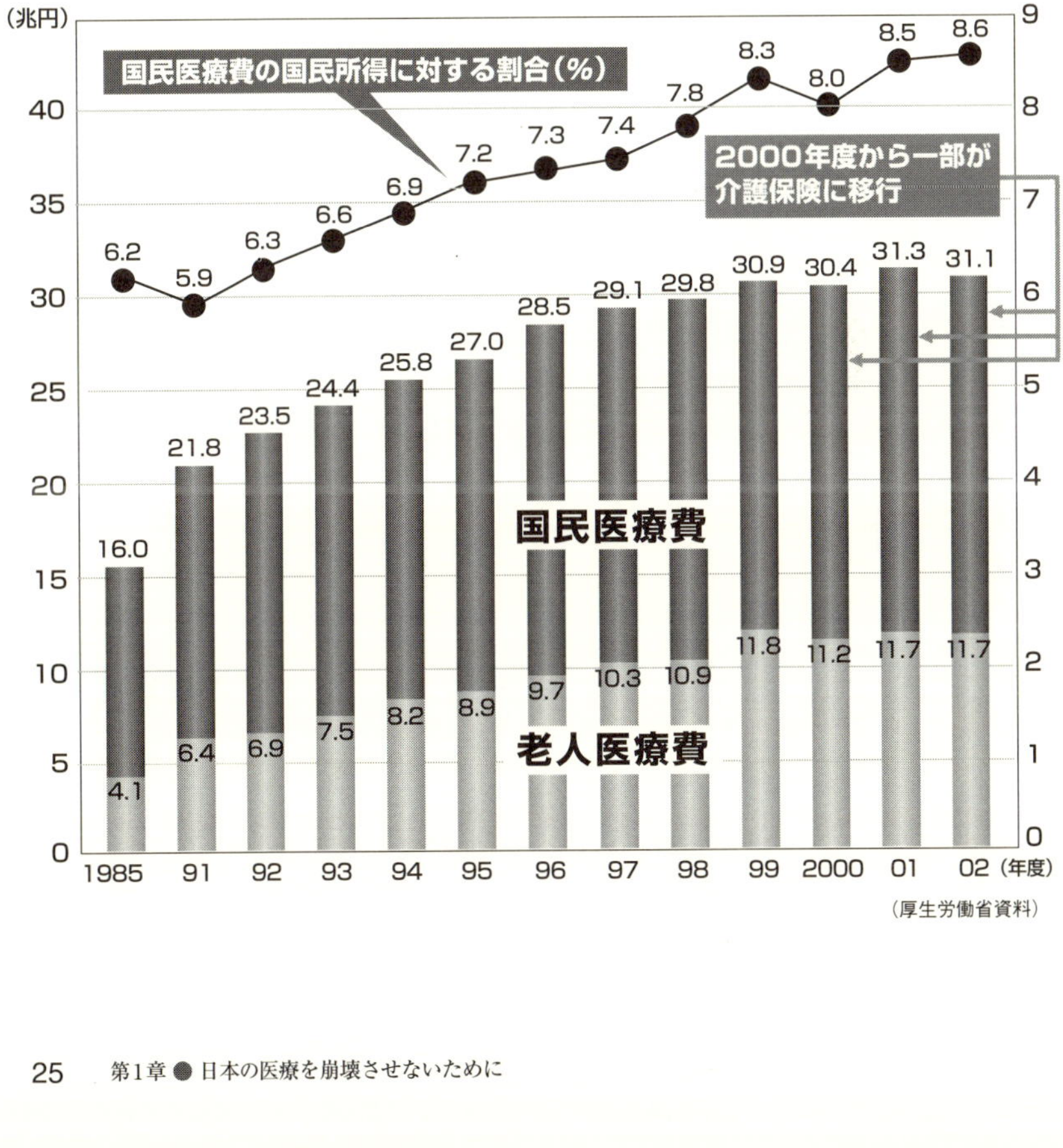

(厚生労働省資料)

力があり、その犠牲の上に辛うじて成り立っているのである。その実態を最もよく知っているはずの厚生労働省はこれを公表しようとしない。またマスコミも医療事故は大々的に報道するが、その背後にある過剰労働の実態やシステムの欠陥にまでは言及しないので、国民のほとんどはこのような実態があることをほとんど知らない。

医療費が多い、高いと喧伝されているのだが、わが国のように少ない医療費支出で高い医療レベルを維持してきた国は世界中探してもないのである。医療の質をさらに向上させ、また医療水準を底上げしなければならないことはいうまでもない。さらに効率化を図ることに異論はないが、医療費自体も必要な分は増加させていくことも必要である。

わが国の医療費の動向について厚生労働省から発表されたデータ(二五頁)を見ると、確かに医療費は増加してきている。医療費の増加に悩んでいるのはわが国に限ったことではなく諸外国でも同様である。

このような医療費の増加の要因を分析すると、①人口の増加、高齢者の増加、新しい機器や技術の医療への導入、疾病構造の変化、重症者への治療の拡大などのいわゆる自然増と呼ばれる不可避の増加部分と、②わが国特有の要因である病床数が多い、入院日数が長い、薬剤の使用量が多い(二八頁)、医療材料が高い、検査が多い、受診回数が多いなどの、わが国特有の原因の二つがあることが分かる。第二のわが国特有の要因については努力によってこれを減らすことができるが、いわゆる自然増の部分はいかんともしがたいのである。

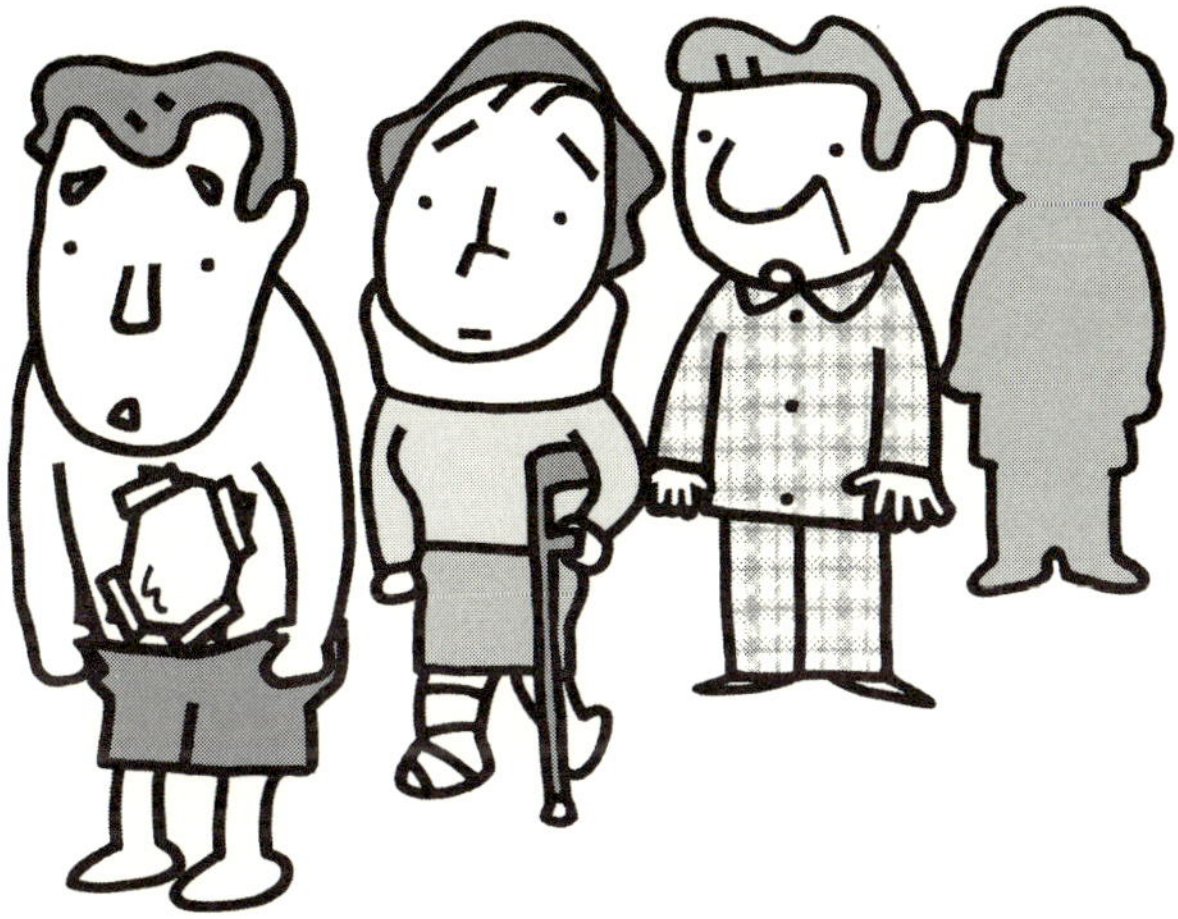

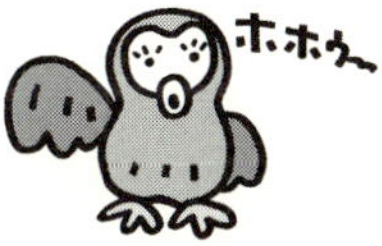

医療費増加の要因

自然増

1. 人口の増加
2. 人口の高齢化
3. 医学・医療の進歩、新技術の導入
4. 疾病構造・対象の変化

わが国特有

5. 病床数が多い、在院日数が長い
6. 薬剤価格が高い、使用料が多い
7. 材料価格が高い
8. 検査が多い
9. 受診回数が多い

日本の医療・素朴な疑問 8

日本の医療費が増える原因は？

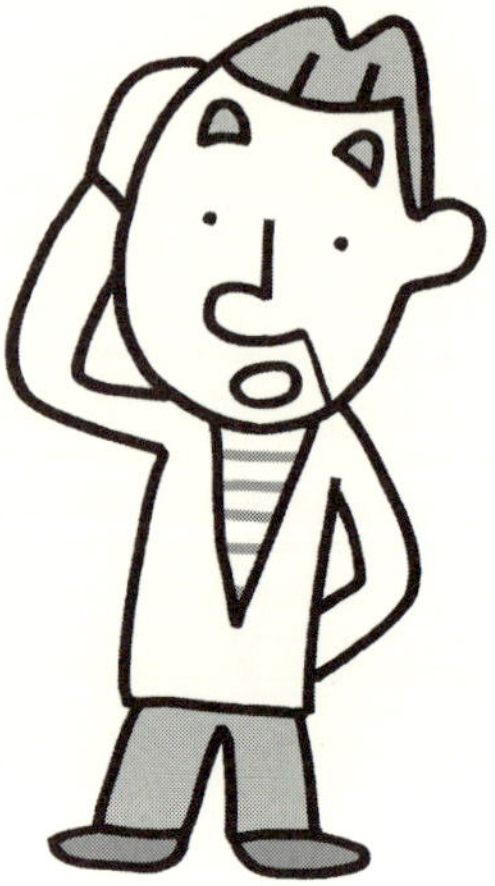

A いろいろとありますが、その一つは薬剤の使用量が多いことです。

医療費と薬剤費の国際比較

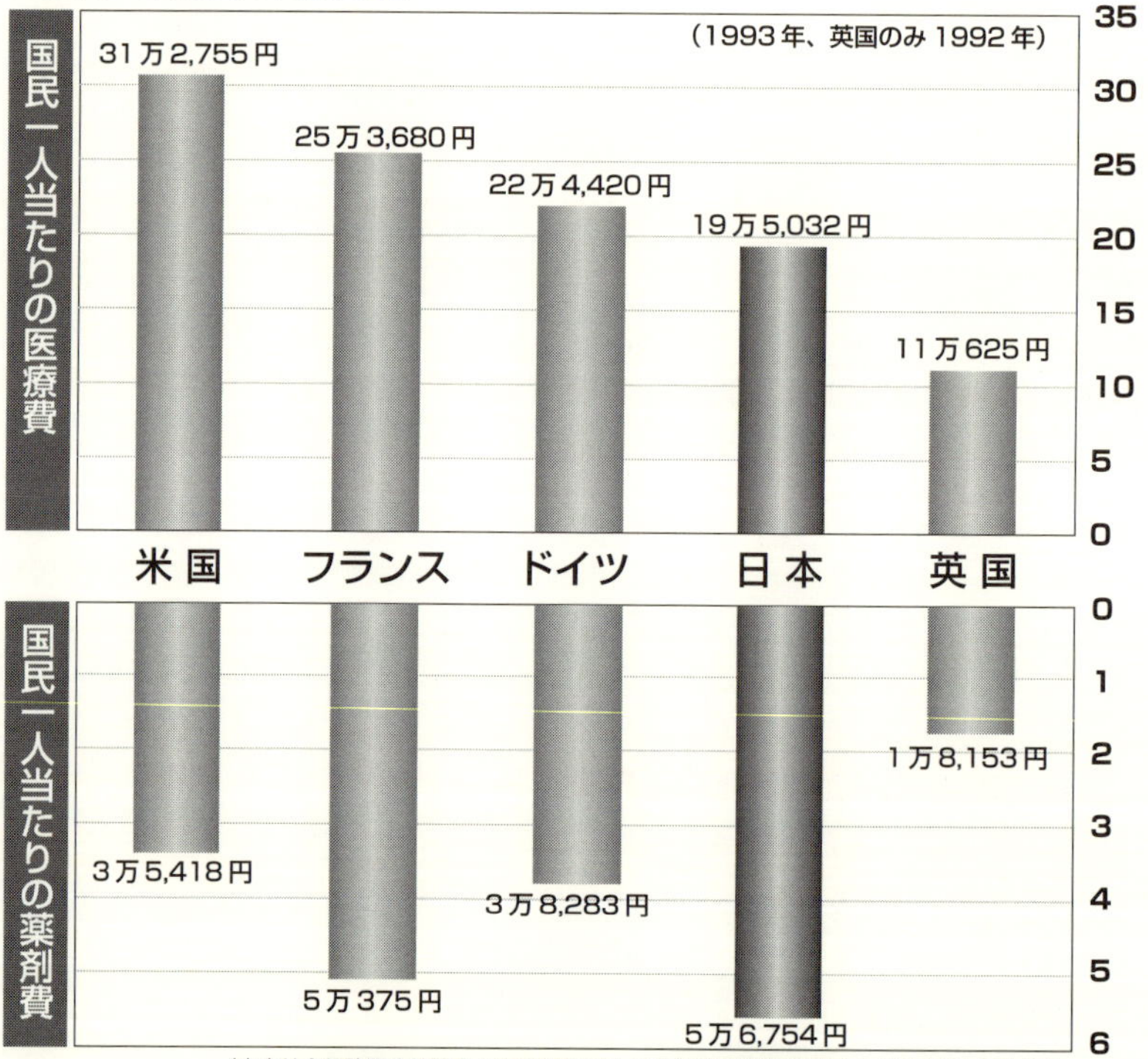

(中央社会保険医療協議会：医療保険における薬剤の評価等に関する海外調査報告書等、日経MEDICAL 1997年1月10号より引用)

医療制度の抜本改革が目指すもの

総医療費がとうとう三〇兆円を超えたことで、政府はこれ以上絶対に医療費は増やせないというキャンペーンをはっている。特に小泉内閣になってからは、医療制度の抜本改革の旗印のもとに、このためのいろいろな施策を矢継ぎ早に講じようとしている。

医療制度の抜本改革と称して実際に厚生労働省が行っているのは、①医療費における公費負担を増やさない、②増加分は自己負担を増やしてカバーする、③受診抑制のための施策を行う、ことである。このことをストレートにいっているわけではないが、医療の質を向上させる、効率化を図る、などの美しく、

日本の医療・素朴な疑問 9

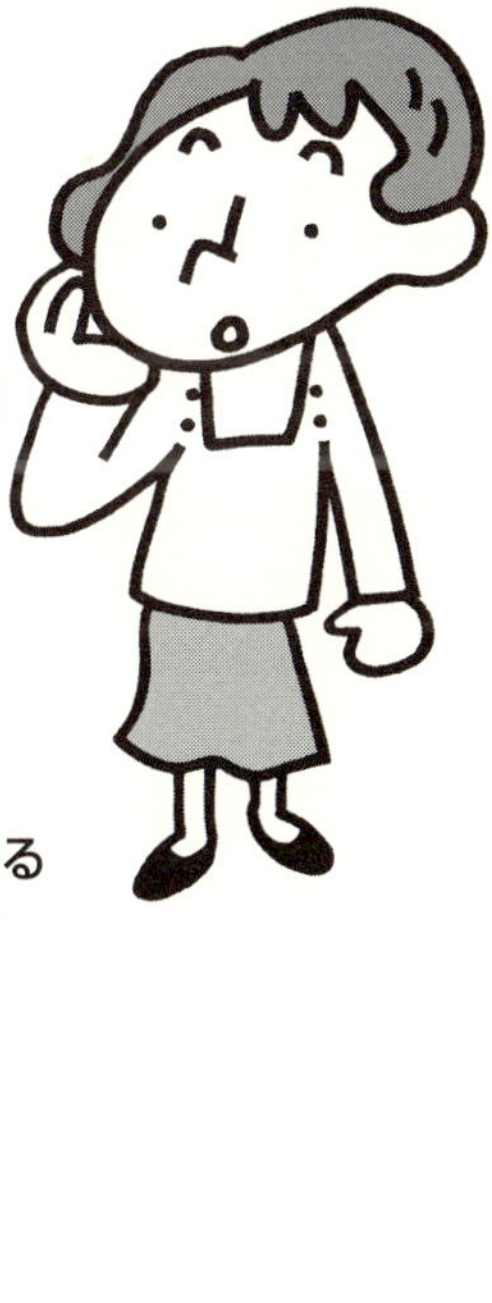

厚生労働省の医療制度改革って、どんなもの？

A 施策の実態は次の三つです。

●医療費増加（公費負担）を抑制する必要がある
↓
医療制度改革とその方向性

1. 医療の効率化を図る
2. 自己負担を増やす
3. 受診を抑制する

日本の医療・素朴な疑問 10

厚生労働省が行っている医療改革のポイントは？

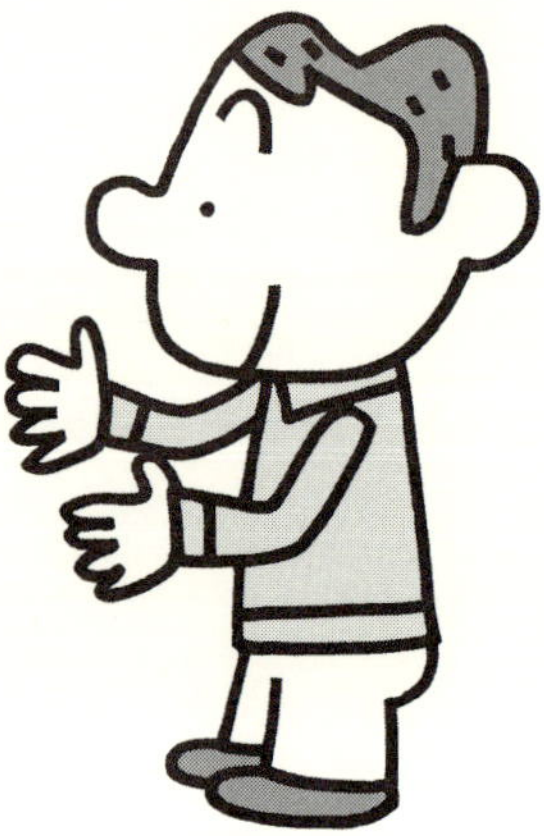

A 国民と病院の負担増が、その骨子です。

医療制度改革の動向（1）

医療保険制度体系の改変

1）安定的で持続可能な医療保険制度の構築
2）給付の平等、負担の公平
3）良質かつ効率的な医療の確保

↓

改革の具体策

◎新しい高齢者医療制度の新設
●保険者の統合と再編
◎介護と医療の分離（介護保険の実施）
◎自己負担率の増加（一律３割負担）
◎病院の機能別分化の促進
◎国公立病院の統廃合
◎特定療養費払いの範囲拡大
◎診療報酬体系の見直し
　◎出来高払い→包括払い
　◎逓減制の導入、強化
●株式会社による医業経営
◎情報公開の促進
● EBM の推進
◎医師初期研修の必修化

（◎はすでに実施済みを示す）

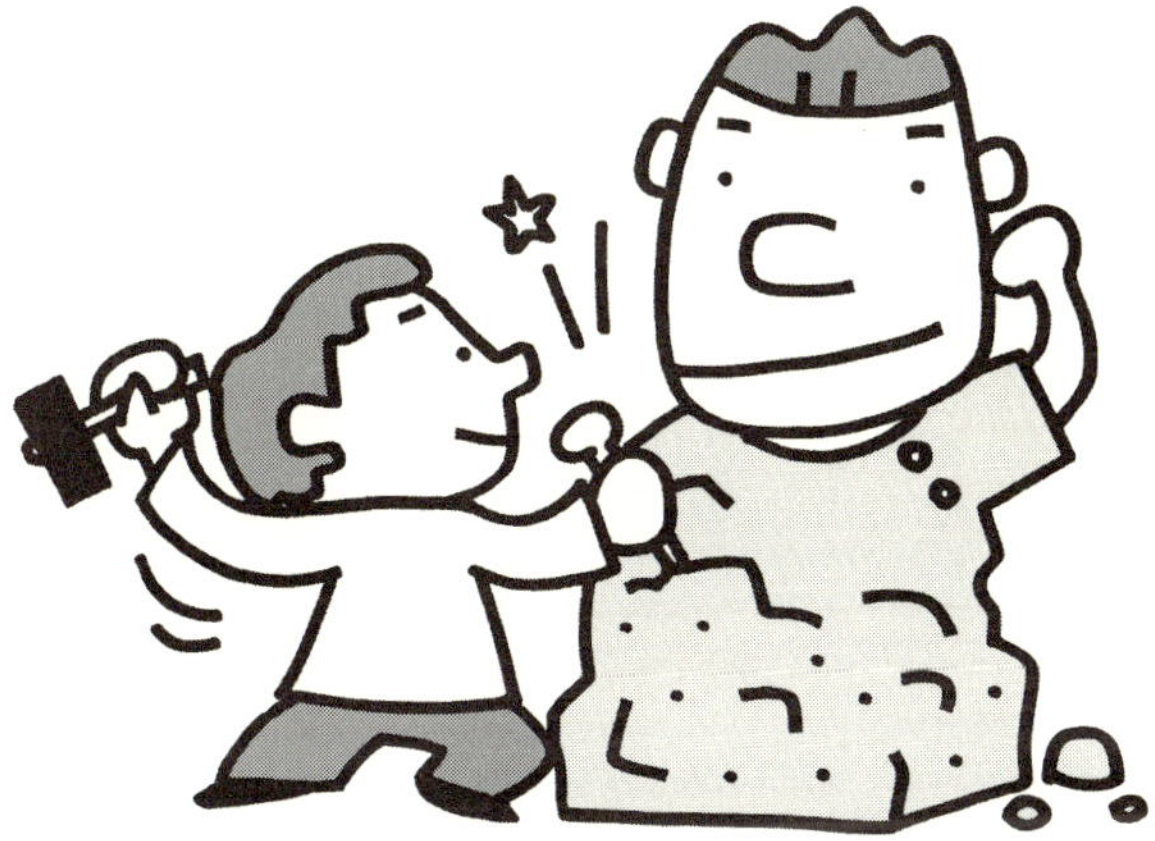

医療制度改革の動向（2）

診療報酬体系の見直し	1）医療技術の適正な評価 2）医療機関のコストや機能の適切な反映 3）患者の視点の重視

↓

診療報酬改定

◎出来高払い→包括払い
◎逓減制の導入
◎病院機能を評価（加算、減算）
◎薬剤費、材料費、検査費の適正化
◎ DPC/PPS の導入（特定機能病院など）
◎研修病院の教育機能の評価
◎特定療養費払いの範囲拡大
◎高度先進医療の拡大と手続きの簡略化
◎自己負担率の増加（3 割、老人 1 割）
●診断、治療の標準化の推進
◎手術の施設基準の拡大
●クリニカルパスの導入
◎情報公開の促進
●混合診療の容認

（◎はすでに実施済みを示す）

耳ざわりのよいスローガンのもとに行われている施策の実態はこの三つと考えて間違いなかろう。

このような方針に従って厚生労働省が実施し、あるいは計画しつつある具体策は三〇頁に示したようなものである。非常に多岐にわたっているが、このうち二重丸を付したものはすでに実施されているものである。

診療報酬体系の見直しは医療関係者の間で関心が特に高い。その理念とされる、

一　医療技術の適正な評価

二　医療機関のコストや機能の適切な反映

三　患者の視点の重視

は非の打ちどころのない立派なものであるが、実際に行われつつある診療報酬の改定を見ると、自己負担率の増加や逓減制の導入による受診抑制、支払い方式の改変(まるめ払いの拡大)や混合診療の範囲拡大による自費診療部分の拡大、いろいろな施設基準の導入などによる病院への負担の転嫁などが、その骨子となっているのである。

実際に行われた平成一四年四月、平成一六年四月の診療報酬の改定を見てみよう。平成一四年度の改定の実態はまさに改悪である。総医療費の二・七%削減や、手術の施設基準

日本の医療・素朴な疑問 11

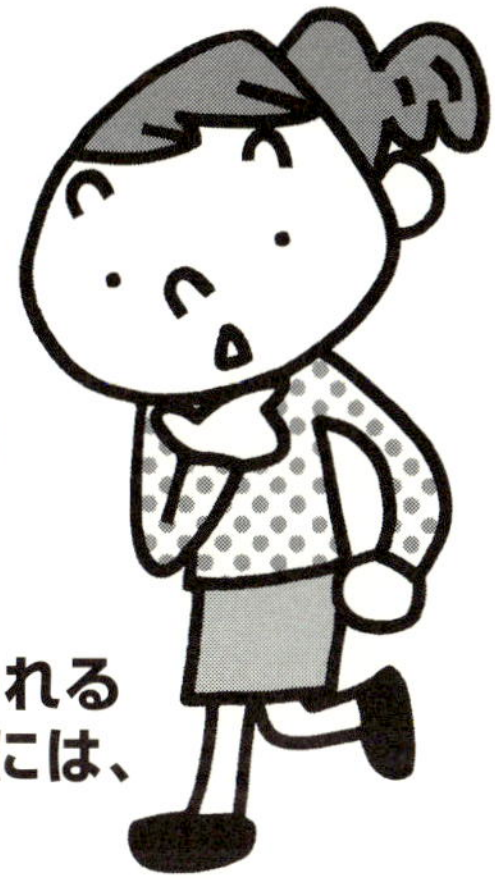

診療報酬の改定って、なんですか？

A 簡単にいうと、健康保険から支払われる各医療費の見直しのことです。実際には、改悪といえる改定が行われました。

実際に前回と今回の診療報酬改定で何が行われたか

平成14 年度改定（改悪）

・診療報酬の引き下げ（－2.7％、医科－1.3％）
・手術の施設基準の拡大・減算（30％）方式の導入
・不条理な手術報酬の改定
・処置、再診料への逓減制の導入
・特定機能病院での DPC/PPS の実施

↓

平成16 年度改定（改悪の是正）

・診療報酬の引き下げ（－1.0％、医科±0％）
・手術の施設基準の暫定的見直し（手術料５％減額、加算方式（５％）の導入）
・不条理な手術報酬の是正
・処置報酬における逓減制の緩和
・DPC/PPS の特定機能病院以外への拡大（試行）
・教育病院の機能を評価
・重傷化予防策の評価

の導入など全く根拠のない不合理な施策が実行に移されて、病院経営を悪化させ、医療現場に大きな混乱と困惑をもたらした。平成一六年度には、さすがにこの改悪の一部是正がなされたことは当然である。しかし、依然として改革の理念として掲げられたものは、全く実行される気配がない。

医療制度改革がもたらしたもの

このような改変が実施されたことで、医療の現場では実際に何が起こっているのだろうか(三五頁)。

外来での受診抑制、入院日数の短縮、およびその結果としての入院から外来診療へのシフト、外来部門における赤字の増加、病院や診療所における外科・小児科などの不採算部門の縮小や切り捨て、外科勤務医の減少、外科・麻酔科などの不採算部門の医師志望者の減少、外科診療所の廃業、採算のとれない手術の中止、外科ベッド(病床)数の減少、などが現実に起こりつつあり、これらは数値によって示されている。

不採算による小児科医師の減少や、小児科診療の中止など小児医療の危機が叫ばれて久

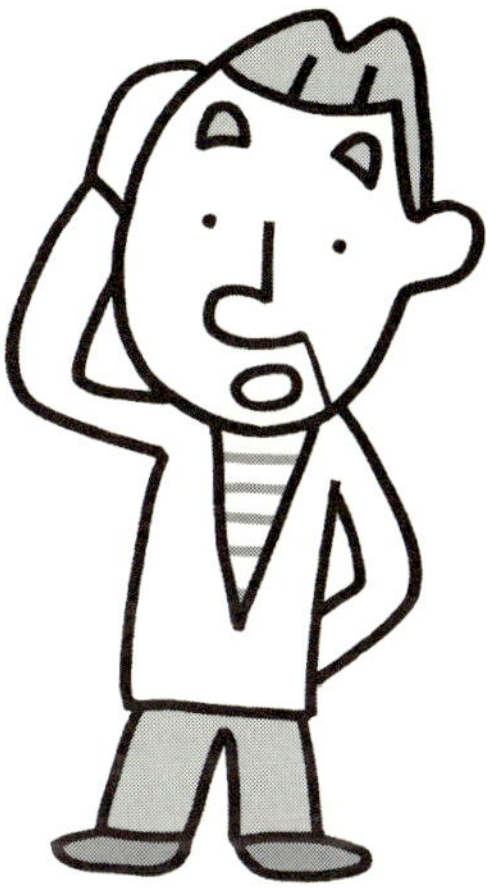

改革の実施で起きていることは？

A 医療の現場では大変な事態が起きています。

改革が具体化されたことで
医療現場では何が起こっているか？

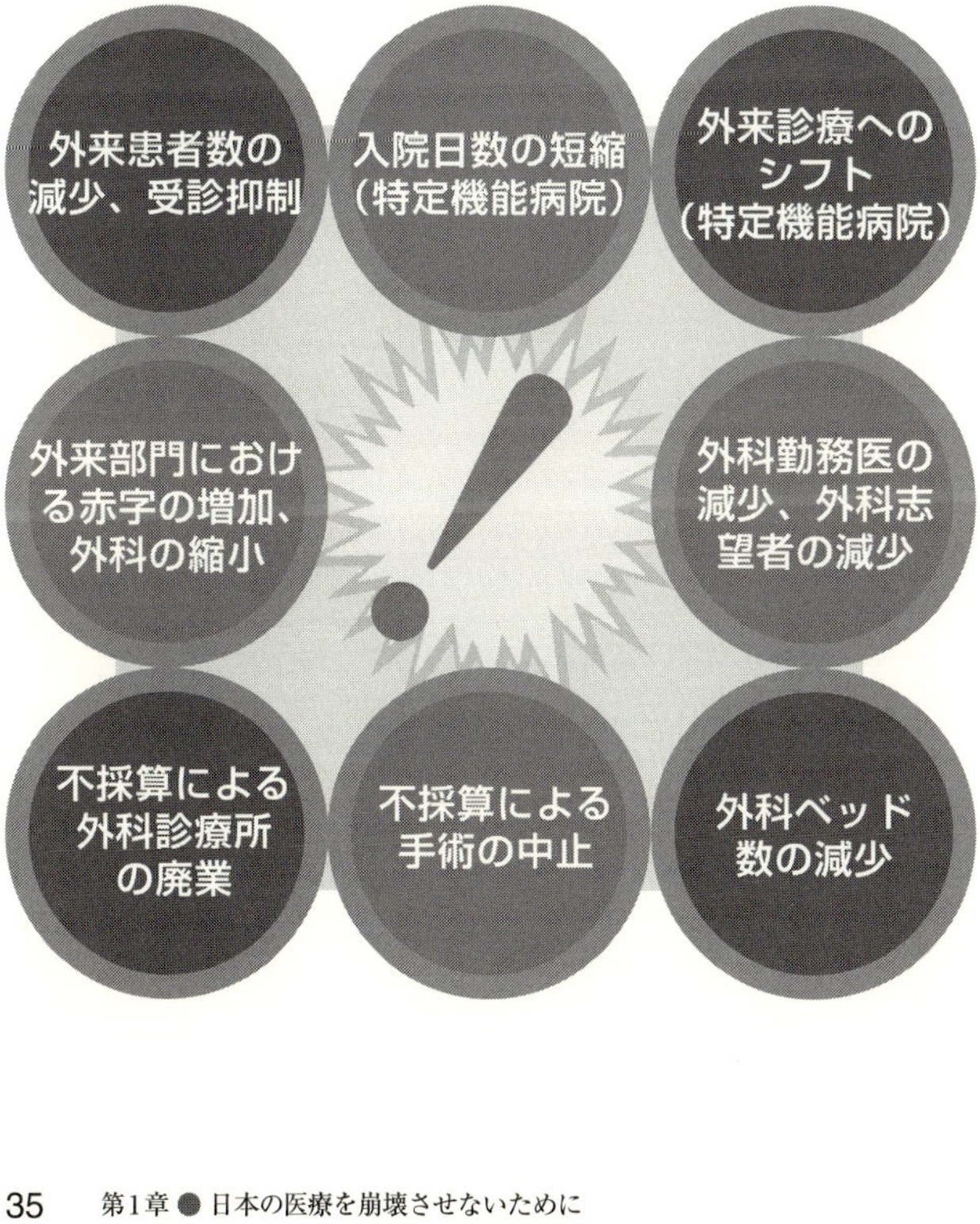
外来患者数の減少、受診抑制
入院日数の短縮（特定機能病院）
外来診療へのシフト（特定機能病院）
外来部門における赤字の増加、外科の縮小
外科勤務医の減少、外科志望者の減少
不採算による外科診療所の廃業
不採算による手術の中止
外科ベッド数の減少

しいが、これが改善されてきたという話は残念ながら一向に聞かれない。小児科で今起きているようなことが、さらに外科や麻酔科などの不採算部門でもすでに始まりつつあるのが現状である。早急に対策を取らなければ、外科や麻酔科も小児科の二の舞となることは目に見えている。

このような施策の実施によって医療費の公費負担の部分は確実に縮小している。入院日数を減少させ、病床数を減らして医療費の伸びを抑え込むという厚生労働省の当初の目論見は、見事に実現されつつあるように見受けられる(三七頁)。

医療費の二・七%カットのときに三方一両損という言葉が使われ、国も、患者も、医師や病院も三者がともに痛みを分かち合うことがいわれていたが、実際に医療制度改革による痛みを負担しているのは、患者と医師・病院である。いつのまにか国は負担を免れる仕組みができ上がりつつあるのである。

診療報酬の改定による医療収入への影響は診療所や、二百床以下の小規模病院で特に著しい。また外科、整形外科などの診療科での医療費収入の減少が顕著である。診療所や小規模病院では、これらの診療科の存続が今や危ぶまれている。

日本の医療・素朴な疑問 13

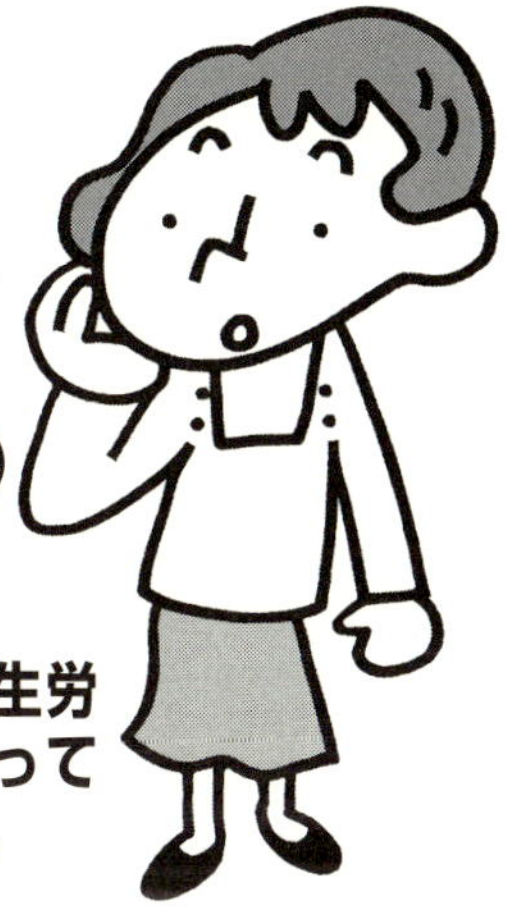

近頃、入院日数が短くなってきたような気がしますが？

A **病床数を減らして医療費を抑え込む厚生労働省の方針により、入院日数は短くなっています。また総患者数も減っています。**

医科（入院・入院外）総患者数

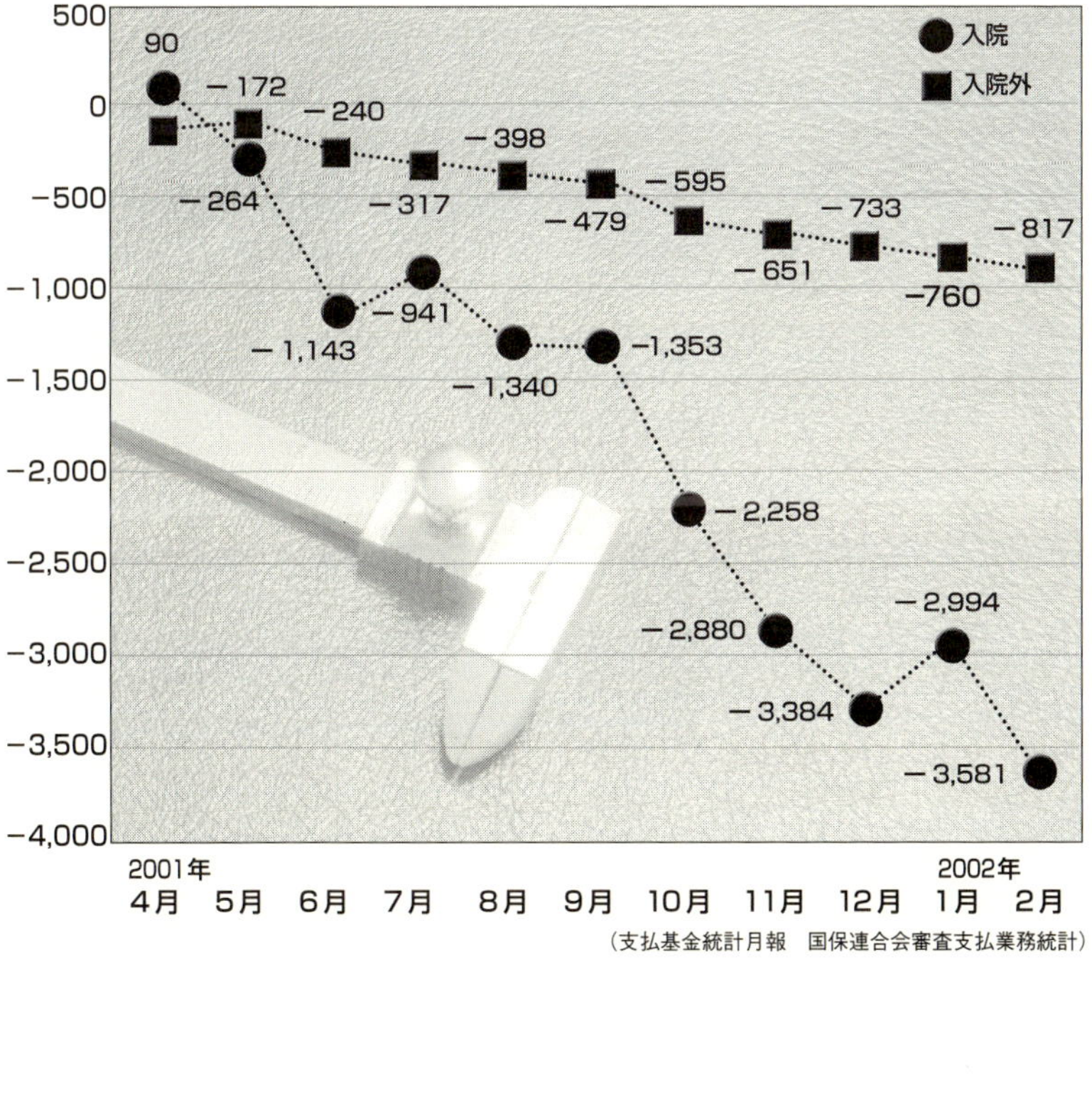

（支払基金統計月報　国保連合会審査支払業務統計）

病院格差の増大

一方、特定機能病院など一部の大規模病院では、ＤＰＣ／ＰＰＳ（診断群分類による包括払い）による包括払い制度が導入されたことによって、これらの病院の医療費収入は数％から二〇％程度も増加し、中小規模の一般病院の医療費収入の減少とは際立った対照を見せている。これは包括払い制度（ＤＰＣ／ＰＰＳ）の導入に当たって、調整係数なるものを導入し、これを恣意的に設定することによって医療費収入が前年度よりも減少しないような仕組みをあらかじめ設けたことが大きい。

これに加えて収入が上がるようにＤＰＣへのcoding（割付け）を操作し、また疾患単位の一五日以内入院退院を繰り返すなど、ＤＰＣ／ＰＰＳ制度を上手に活用することによって意図的に収入を増やすことが可能であることにも起因している。すなわち、わが国のＤＰＣ（急性期疾患の診断・治療群分類）は一七二七に分類されており、その一つひとつにコード番号が付けられている。一つひとつの分類ごとに包括払い点数が定められているので、入院してきた患者をどの分類に当てはめるかによって、病院が受けとる診療報酬額が変わってくる。病院は、できるだけ収入を上げるために診療報酬の高い分類を入院患者に適用しようとすることがある(up coding)。また、平成一六年度から始められた特定機能病院におけるDPC/PPSによる包括払い制度では、一般病院における社会保険による出来高払いによる診療報酬請求の場合と違って、支払い基金による監査やチェックが全く存在しないので、合法的な不正請求(?)が日常化し、これが野放しとなっていることも見逃せない。

平成一六年度から多くの民間病院(約六〇病院)がこのDPC/PPSによる包括払い方式の試行に自ら手を挙げて参加しているが、病院経営者にとってこの制度が、厳しいレセプトの審査によってチェックを受ける出来高払い制度と比べると大変に美味しい制度であることを示している。

一般病院における出来高払い制度では厳しい監査によって医療費の締め付けが行われている一方で、大規模病院におけるDPC/PPSによる包括払いではチェックを受けずに全く野放しに請求通りの診療報酬が支払われ、医療費の激増を招いているという矛盾した現状を一体どのように考えたらよいのだろうか。わが国の官僚機構における縦割り制度のもとでは、しばしばこのような矛盾したことが行われていることが指摘されているが、同じ厚生労働省の同じ部局が管轄している支払い制度のなかでこのようなことが放置されていることは理解しがたいことである。

これまで述べてきたように、最近の医療制度改革、特に診療報酬の改定などによって、医療の現場では多くの混乱や危惧すべき変化が起こりはじめているが、国民のほとんどはこのようなことが起こっていることに気づいていない。小児科のように問題が大きくなって、気づいたときには取り返しのつかないことになっているのではないかと危惧される。現状を一番よく知っているのは、医療現場の当事者なのだから、われわれももう少し声を大にしてマスコミを通じて国民に現状を訴えていく必要がある。

日本の医療に、これから何が起ころうとしているのか

これまでわが国の医療の基盤となっている社会保険制度による医療にどのような特徴があるのか、どのような現状であるのか、さらに今どのような医療制度改革が実施されつつあるのかを概観してきたが、ここからはその結果、近い将来にどのような変化が起ころうとしているかについて少し述べてみたい。

このような医療制度改革が実施されることによって近い将来予測されるのは、わが国の

病床数が減少し、また病院の機能分化が急速に進むことである。わが国では諸外国と比べると病床数が大変に多いことは先に述べたが、病院の機能分化が進み、多すぎる病床数が減少すること自体は悪いことではない。これまでの急性期病床、療養型病床の他に亜急性期病床が設定されることになったが、この結果、地域によっては急性期病床が不足するのではないかといわれている。

わが国の入院患者の入院日数が長いことは前に記したが、長期入院患者の入院基本料が低く抑えられ、特定機能病院では急性期入院でも入院が長期になるに従って入院基本料が逓減される。これらが動機づけとなって、すでに大病院では一五日間以上入院させることは極力避ける事態が生じている。さらに一般病院でも入院日数は急速に減少してきている。このように急性期病床のベッドの回転が早くなり、その結果として急性期病床は過剰気味となり、新たに亜急性期病床という急性期病床と療養型病床との中間的なカテゴリーの病床が設けられることとなった。急性期病床から亜急性期病床への移行が一般病院では始まっている。わが国では現在、約九一万余の一般病床と三五万弱の療養型病床があるといわれるが、一般病床は八〇万床位まで減少すると予測されている。療養型病床も三割程度は、いわゆる介護保険の対象となる介護病床となる可能性がある。

小規模病院では、一般病床から療養型病床や老人保健施設への移行がすでに盛んに行われているが、その結果、民間の中小規模の病院の急性期病床は急速に減少し、手術を行う病院も減少してきている。地域によっては診療報酬上の不採算部門である外科病床や外科診療所の減少が著しい。その結果、手術を必要とするような急性期患者は特定の大病院に集中する傾向が顕著となりつつある。このような患者の集中化に対応して医師や看護師の増員がなされればよいのだが、経費の削減や合理化が進められるなかではそれが行われないために、これらの病院では外科医師や看護師の労働強化で対応せざるをえない。診療領域によってはすでにパンク寸前の状態すら見受けられ、それは必然的に医療の質の低下や、医療事故につながる危惧すらある。

ベッド数の減少は好ましいことであり、また病院の機能分化も必要なことではあるが、バランスが崩れ過度に振り子が振れれば、そのつけが結局患者に回ってくることは、医療費を削減しすぎたために危機的状況に陥ってしまった英国の先例が示している。

医療制度崩壊の危機はそこまで来ている

医療を取り巻く環境はこのように急速に変化し、さらに行政サイドでは医療制度の抜本改革の旗印を掲げてさらに多くの医療制度の改変を計画している。病院や診療所は制度改革や診療報酬の改定の度に、経営努力を重ねて何とか辻褄を合わせているのだが、今やそれも限界に近づいてきている。

わが国の社会保険による医療制度のもとでは、厚生労働省の権限は絶大である。厚生労働省の主導のもとに、わが国の医療がこれまで世界に類を見ないすばらしい制度として発展し、この恩恵を国民が享受してきたことは間違いない。これを実現した厚生労働省のこれまでの施策は高く評価すべきである。しかし、バブルがはじけ、高齢化社会の到来によって医療費が増加し、なかなか歯止めがかからないことを理由に、医療制度の抜本的見直しを行うとして、わが国のすばらしい医療制度を根本から覆えしかねない様々な改悪を行うことだけは避けなければならない。

医療制度の枕詞として厚生労働省がよく使うのは、医療の質を向上させる、医療の効率をよくする、技術を適正に評価する、などの美しく耳ざわりもよいスローガンである。これには誰も異論はなく、反対するものはいない。厚生労働省は決して医療費の公費負担を削減するための改革であるとはいわないが、本音はなりふり構わぬ公費負担の削減であることはこれまで述べてきた通りである。

前述のように、わが国の医療費の公費負担は先進国のなかでは恥ずかしいくらいに少ない。医療の対費用効果はすでに大変高く、医療の平均的な質も決して悪くないのであるが、国民の大部分はこの事実を知らされていない。医療費の自然増の部分までを患者の自己負担の増加や医療機関の負担でまかなわせようというのでは、わが国がこれまで世界に誇ってきたすばらしい医療制度は今や崩壊の危機に瀕しているといっても過言ではない。保守党政権が医療費を極端に切り詰めたために英国の国営医療（National Health Service）は崩壊したことを、他山の石とすべきである。ブレア政権がようやくこれに気づいて方針を転換し、医科大学をさらに一〇校増やし、医療費も大幅に増やすことにしたのだが、回復するのには二〇年くらいかかるだろうといわれている。

社会保障政策の後退を国民は望んでいるのか

国民の健康を守るための医療をどうするかは国民全体の問題である。それは政治の問題であり、政策の問題である。わが国の医療費は数年先には先進国のなかで最も低くなる。年金、医療、福祉の充実は国民が最も強く望んでいることではなかろうか。社会保障制度を次々と後退させて省みないわが国の政治家は一体、何を考えているのだろうか。宇沢弘文氏は、医療は社会的共通資本であると述べておられる。医療は国が政策として守っていかなければならない大切な資本である。

先進国のなかでも極端に少ない医療費の公費負担をそのままにすることを至上命令とする一方で、莫大な公共事業費の垂れ流しを放置している。先進国並みにまで国の医療費支出を増やすことによって、わが国が世界に誇る医療制度は維持していくことが可能なのである。それを惜しんでわが国のすばらしい医療制度を根本から崩壊させてしまうことを国民が本当に望んでいることかどうか、国民に問い直すことが必要であろう。

民間病院や診療所はいらないのか

厚生労働省は診療報酬の改定が行われる度に医療経済実態調査を実施して改定の影響を見るとともに、次の改定に当たっての参考としている。この実態調査の結果を見ると、民間病院や診療所が大きな影響を受け、病院では特に中小規模の病院が大きな影響を被っていることが示されている。また診療科間でも大きな差が見られ、外科、整形外科などへの影響が著しい(四七頁)。診療所や、中小規模の病院の経営実態は平成一四年度の診療報酬改定以来、大幅に悪化し、これに対しては経費の削減や、給与の引き下げなどの経営努力によって何とか持ちこたえているものの、新たな機器や設備の購入、建物のリニューアルなどのための経費の蓄積などにはとても手が回らないのが実情である。

このような状況がこのまま続けば、設備や機器、病院の老朽化が進んでも、新たな購入や建て替えもできず、民間の病院は廃業に追い込まれざるをえない。新たな設備投資や病院の新築が何とか可能なのは親方日の丸の国公立病院だけとなり、病院の官民格差はますます増大することとなろう。国公立病院といっても、中小の自治体病院のなかには自治体の財政悪化とともに身売りや閉鎖に追い込まれるところも実際に出はじめている。

日本の医療・素朴な疑問 14

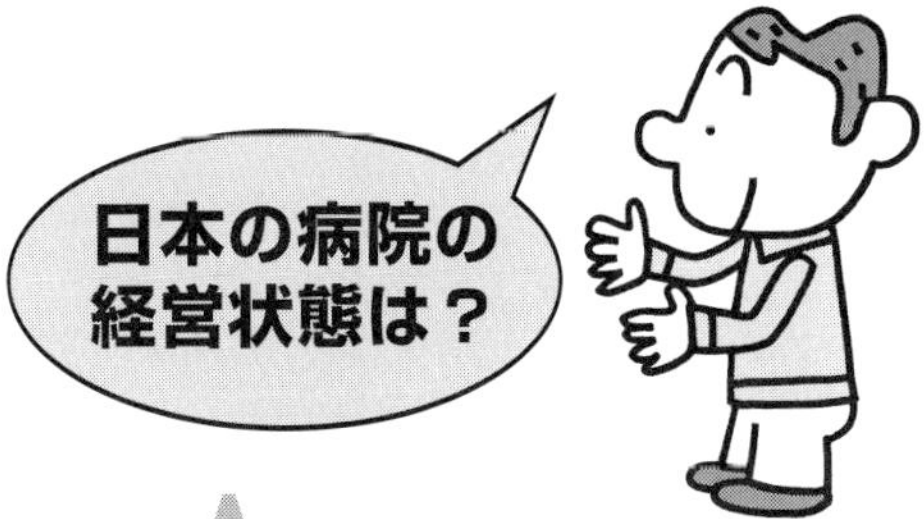

A 中小病院や診療所の経営は大変厳しく、このままでは閉鎖に追い込まれるところが増えるかもしれません。

医療費の伸び率

1 医療機関種類別1施設当たり医療費

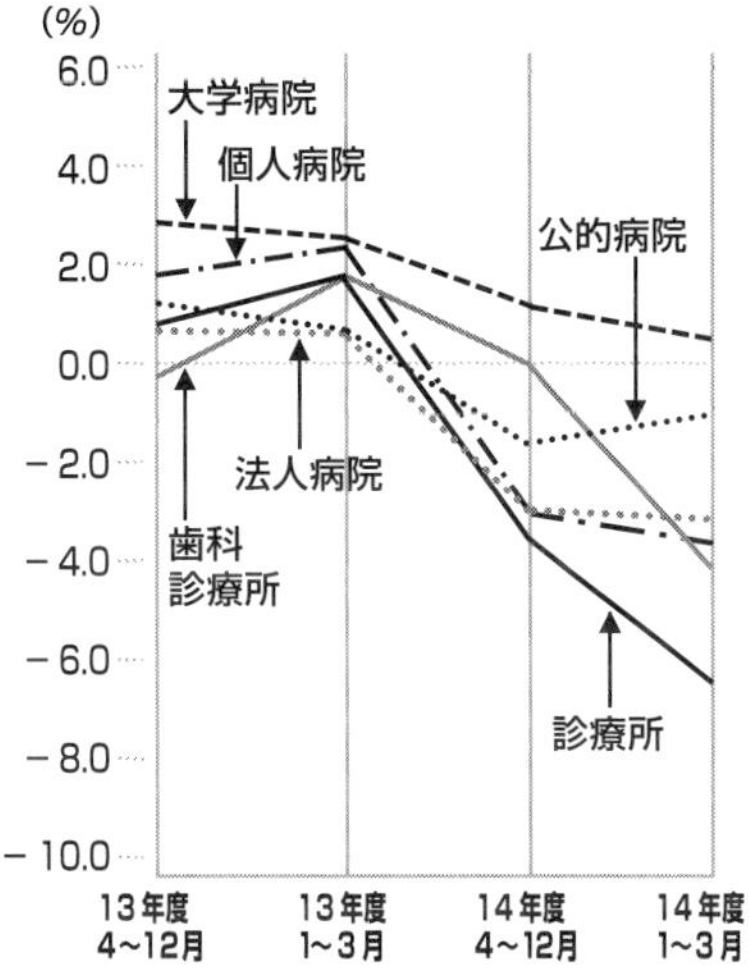

2 診療科別1診療所当たり医療費

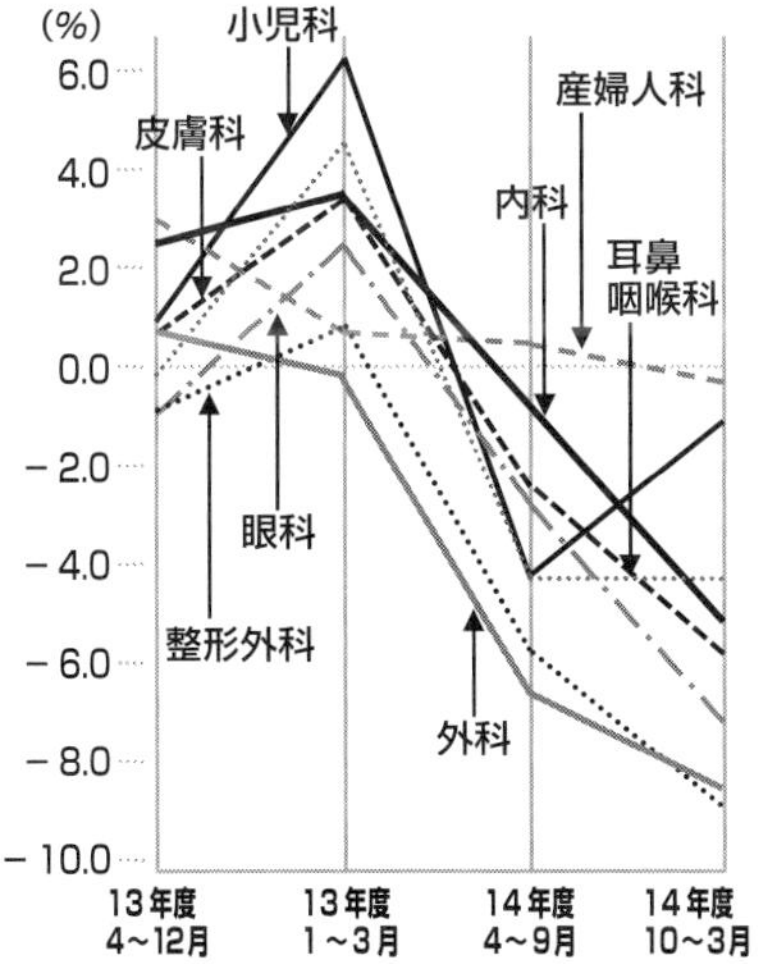

3 病床規模別1病院当たり医療費

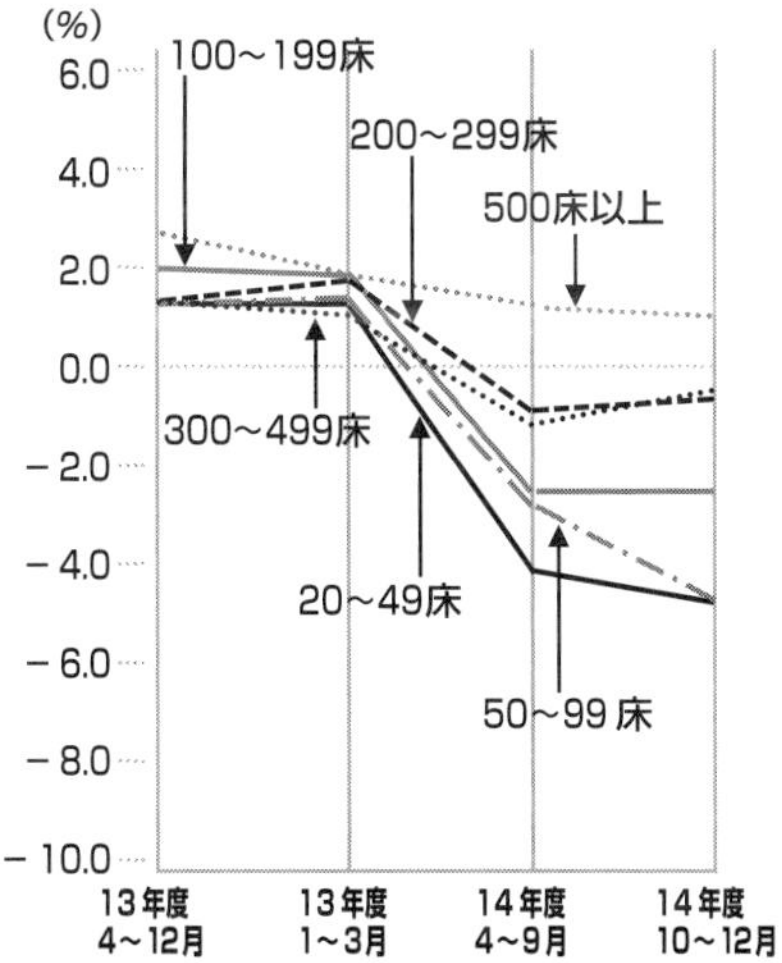

現在の医療政策がこのまま継続されれば、中小規模の民間病院はわが国では存続しえなくなることが危惧される。実際のところ中小の急性期病院はわが国には必要ないと厚生労働省は考えているふしがある。中小病院は本当に存在意義がないのか、国民もまたそれでよいと考えているのか、もう一度問い直すことが必要であろう。

結局、生き残れるのは赤字の補填や、別立ての予算で設備投資が可能な国公立、自治体の病院だけとなろうが、それとても決して安泰かどうかは分からない。合理化や経費削減の名のもとに定員削減が強化され、労働条件が悪化すれば、よい人材は集まらなくなる。最近、病院を辞めて開業する医師が再び増加しているというが、その多くは検診や検査などを主体とするオフィス開業であって、夜間の急患にも対応するいわゆる家庭医としての開業ではない。夜間の急患にも対応する有床診療所や、一般病院の新規開業や経営の維持は、わが国の医療制度のもとでは今やきわめて困難なのである。

国民の医療に対する満足度調査における不満の原因として多いのは、「三時間待ち、三分間診療」や「急患のたらい回し」が挙げられている。患者の集中化が始まっている大学病院や国公立病院では、いくら医師が努力しても待ち時間の短縮は現状の人数では困難である。また、急患で救急車を呼んでも、急患を受け入れてもらえる病院がなかなか見つから

日本の医療・素朴な疑問 15

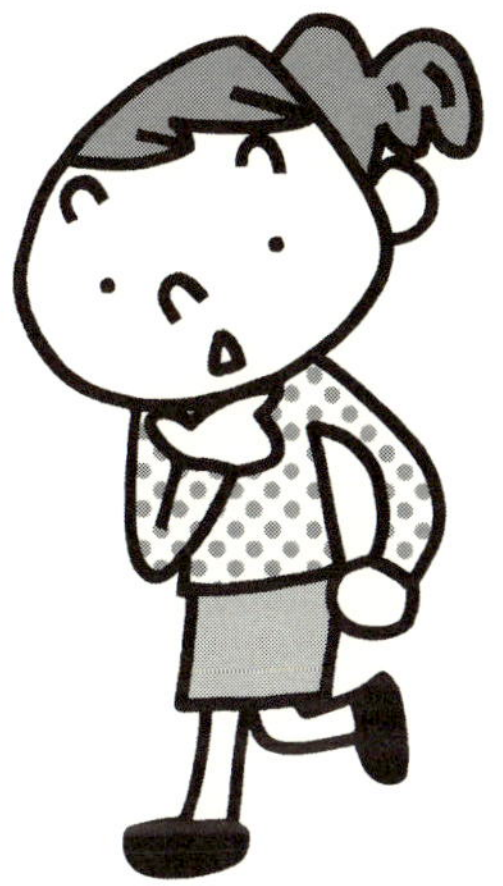

Q 日本の医療はこれから、どうなるのでしょう？

A 医療の質の低下、医療制度の崩壊さえ考えられ、心配です。

近い将来に予測されること

- 急性期病床の減少（外科病床の不足）
- 外科診療所の不足、大病院への患者集中
- 手術待ち患者の増加（特定の病院への患者集中）
- 外科医師の不足→労働強化、質の低下
- 外科医師の都市集中
- 外科専門分化の加速（boutique clinicの増加）
- 病院による患者の選別
- 外科研究の鈍化
- 中小病院の閉鎖・廃業

ないために一時間近くも救急車が発進できないという現象は、私の身近でも最近一か月だけで二回も経験した。病院が多い東京ですら、この有様である。病院の統廃合が進んで国公立病院やセンター病院だけが残ることになれば、東京といえども時間帯によっては医療過疎地となる危険がすでに生じはじめているのである。

不合理な診療報酬を改めて、新たな診療報酬体系を再構築せよ

医の倫理に照らしても本来、医業で大きな利潤を上げる必要はないが、少なくともまっとうなことをしていれば安定した医業を継続していけるだけの収入が確保されることは不可欠である。そのためには、これが可能な診療報酬体系を確立することがどうしても必要である。

わが国では医療においては点数制度による完全な統制経済が実施されている。したがって、この点数の設定が適切になされることが必要である。現行の医療行為別の点数設定については多くの批判がある。そもそも現在の点数がどのような根拠によって設定されたものなのか、誰にも分からないのである。点数設定についての権限と責任を持つはずの厚生

日本の医療・素朴な疑問 16

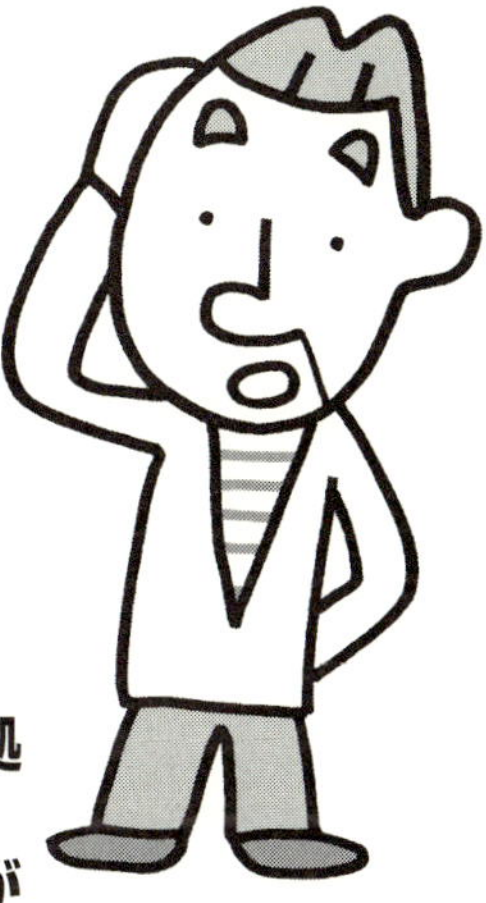

診療報酬はどのように決まるの？

A 点数制度ですが、現状は点数の根拠が誰にも分かりません。原価計算に基づいた合理的な体系が必要です。

現行の診療報酬の問題点

- 点数設定の根拠が不明確、かつ合理的でない
- “もの”と“技術”が分離されていない
- 技術が全く評価されていない
- 採算性がとれないものが多い→手術をすると赤字になる
- 診療科間の格差が大きい

↑

問題の原因

- 抜本的な見直しをされたことがない
- 根拠のないその場しのぎの改定に終始してきた
- 医療経済実態調査（中医協）結果を重視して医科報酬を決定
- 政治的配慮を優先してきた（政治家、圧力団体、政策誘導）

労働省の担当官に何度聞いても、全く答えは返ってこない。なしのつぶてである。厚生労働省の担当官ですら分からないのである。その結果、診療を行うと原価割れするような手術や処置が多数存在し、また診療報酬の診療領域別に著しい格差が生じてしまっている。

これを一気に解消する手段として混合診療の解禁を主張するものもある。混合診療とは、一つの疾患の診療行為中に、保険による診療と自費（保険外）診療を併用して治療することをいう（現在の医療保険制度では、自費診療と保険診療を併施することは原則としてできない）。その解禁によって一時的に病院経営は安定し赤字は解消されるかもしれないが、わが国が世界に誇ってきた医療における国民の平等やフリーアクセスなどの患者の権利を根本的に危うくするものであり、これには賛成しがたい。

現在、中医協（中央社会保険医療協議会）において二年毎に診療報酬の見直しが行われることになっているが、その際にも点数設定の根拠は示されたことはない。現在約八八〇〇の診療行為について点数設定がなされている。当然のことながら診療報酬については、人件費、材料費、機器の減価償却費などがきちんと原価計算され、さらに時間的要素や、技術の難易度などをも勘案して一つひとつの診療行為や検査などについての点数が適正に決められなければならない。この他に土地、建物、水道代、光熱費なども当然考慮すべきではあるが、これらについては診療行為別の診療報酬とは別途に入院基本料などを定めて手当されることになっていると説明されているので、これらのいわゆる間接経費的な部分については、診療行為別の診療報酬の算定からは除外すべきであろう。

このような原価計算に基づいた合理的かつ適正な点数による診療報酬体系が必要であることは誰にでも理解できることであるし、医師が行う診療以外どこの世界でもこれは普通に行われていることである。わが国における医業では、「医は仁術」という日本古来の医の思想の影響が強く、社会保険導入の際にも医業で算術を行うことをいさぎよしとしない風潮が医師の間にあったことは否めない。それが厳密で合理的な点数設定を阻んできたという経緯はあるが、現代において安定した医療を国民に供給するためには、合理的かつ適正な診療報酬体系を作り直すことが必要である。

外科系の診療行為（手術、処置、生体検査）については外保連（外科系学会社会保険委員会連合）が一九六七年以来、四〇年近い歳月をかけていろいろな角度から診療行為についての厳密な原価計算を実施し、これに基づいて適正な診療報酬はいかにあるべきかについて学術的な研究を行っている。その結果は外保連試案という形でまとめて公表している（五五頁）。この試案は経済状況の変化に対応し、また医療環境の変化、医学・医療ならびに関連技術の進歩に応じて数年毎に改定を行っている（現在は、手術報酬に関しては第五版、処置報酬に関しては第二版、生体検査報酬に関しては第二版がある。平成一七年度中にさらに改定新版が完成する予定である）。

この試案は、最近は改定の度毎に厚生労働省、日本医師会、病院団体などにも広く配布されている。このような診療報酬についての詳細かつ精緻な学術的研究は世界においても例がない（五六頁）。ようやく最近になって厚生労働省や中医協などもこの試案に注目しはじめているが、本来は、このような作業は厚生労働省などの行政にとっても重要な業務の一つのはずである。

平成一六年度に発表された厚生労働省の医療制度改革の指針のなかで、医療技術の適正な評価がようやく改革の理念の一つとして挙げられ、また中医協のなかに技術評価を担当するワーキンググループが設けられたことは大きな進歩である。

わが国においても診療報酬の設定に当たっては、「もの」と「技術」をきちんと分離して適正に評価し、少なくとも医療経営上採算がとれ、安定して医療経営が可能な診療報酬体系を構築し直す必要がある。最近、話題となっている混合診療の解禁や、医業への株式会社の参入などの議論の前に医療制度改革としてまず必要なのは、現在の社会保険制度下の診

日本の医療・素朴な疑問 17

実際の外保連試案

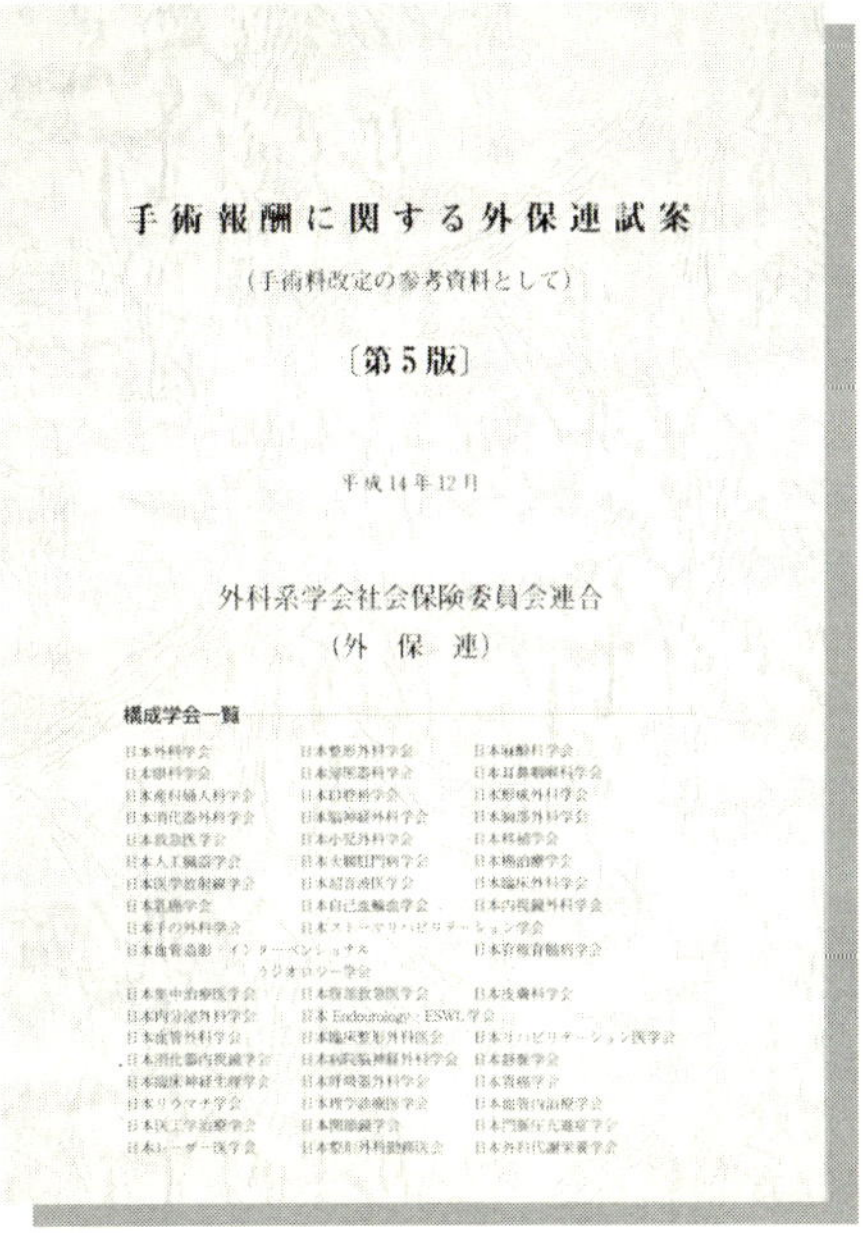

手術報酬に関する外保連試案

（手術料改定の参考資料として）

〔第5版〕

平成14年12月

外科系学会社会保険委員会連合

（外　保　連）

構成学会一覧

日本外科学会	日本整形外科学会	日本麻酔科学会
日本眼科学会	日本泌尿器科学会	日本耳鼻咽喉科学会
日本産科婦人科学会	日本口腔科学会	日本形成外科学会
日本消化器外科学会	日本脳神経外科学会	日本胸部外科学会
日本救急医学会	日本小児外科学会	日本移植学会
日本人工臓器学会	日本大腸肛門病学会	日本熱傷学会
日本医学放射線学会	日本超音波医学会	日本臨床外科学会
日本乳癌学会	日本自己血輸血学会	日本内視鏡外科学会
日本手の外科学会	日本ストーマリハビリテーション学会	
日本血管造影・インターベンショナルラジオロジー学会		日本脊椎脊髄病学会
日本集中治療医学会	日本腹部救急医学会	日本皮膚科学会
日本内分泌外科学会	日本Endourology・ESWL学会	
日本血管外科学会	日本臨床整形外科医会	日本リハビリテーション医学会
日本消化器内視鏡学会	日本小児脳神経外科学会	日本静脈学会
日本臨床神経生理学会	日本呼吸器外科学会	日本胃癌学会
日本リウマチ学会	日本理学診療医学会	日本血管内治療学会
日本医工学治療学会	日本関節鏡学会	日本門脈圧亢進症学会
日本レーザー医学会	日本整形外科勤務医会	日本外科代謝栄養学会

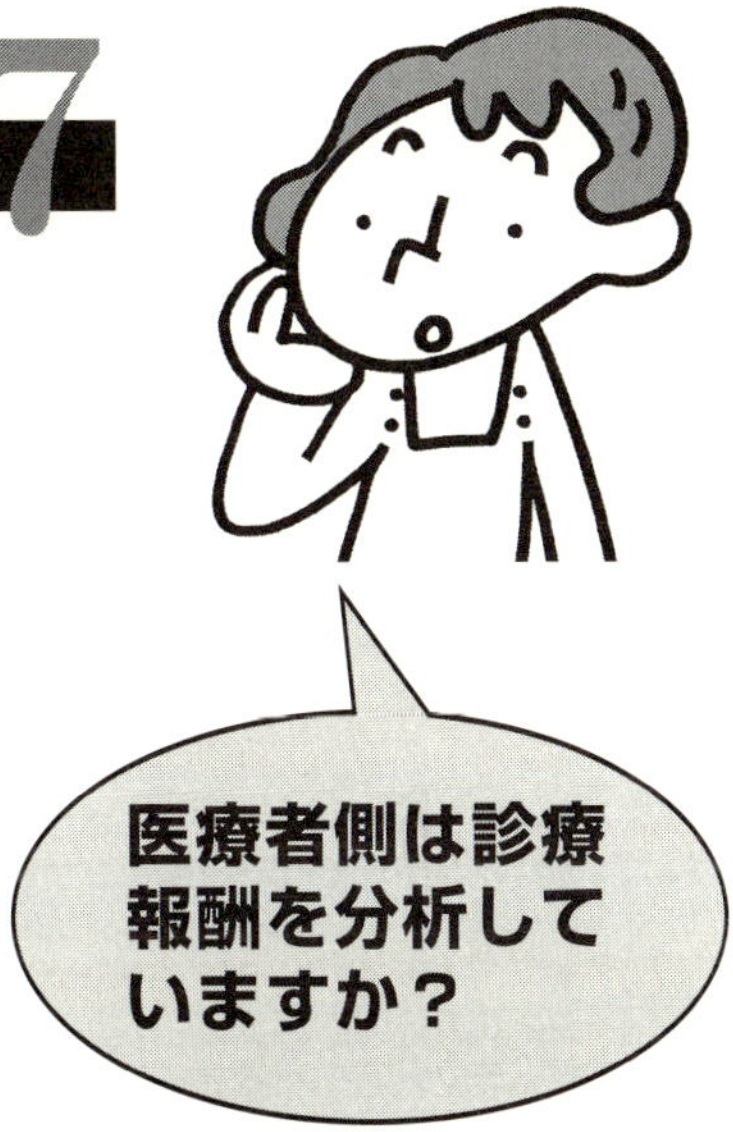
医療者側は診療報酬を分析していますか？

A 外保連は厳密な原価計算を行い、このような冊子にして公表しています。

?
¥000

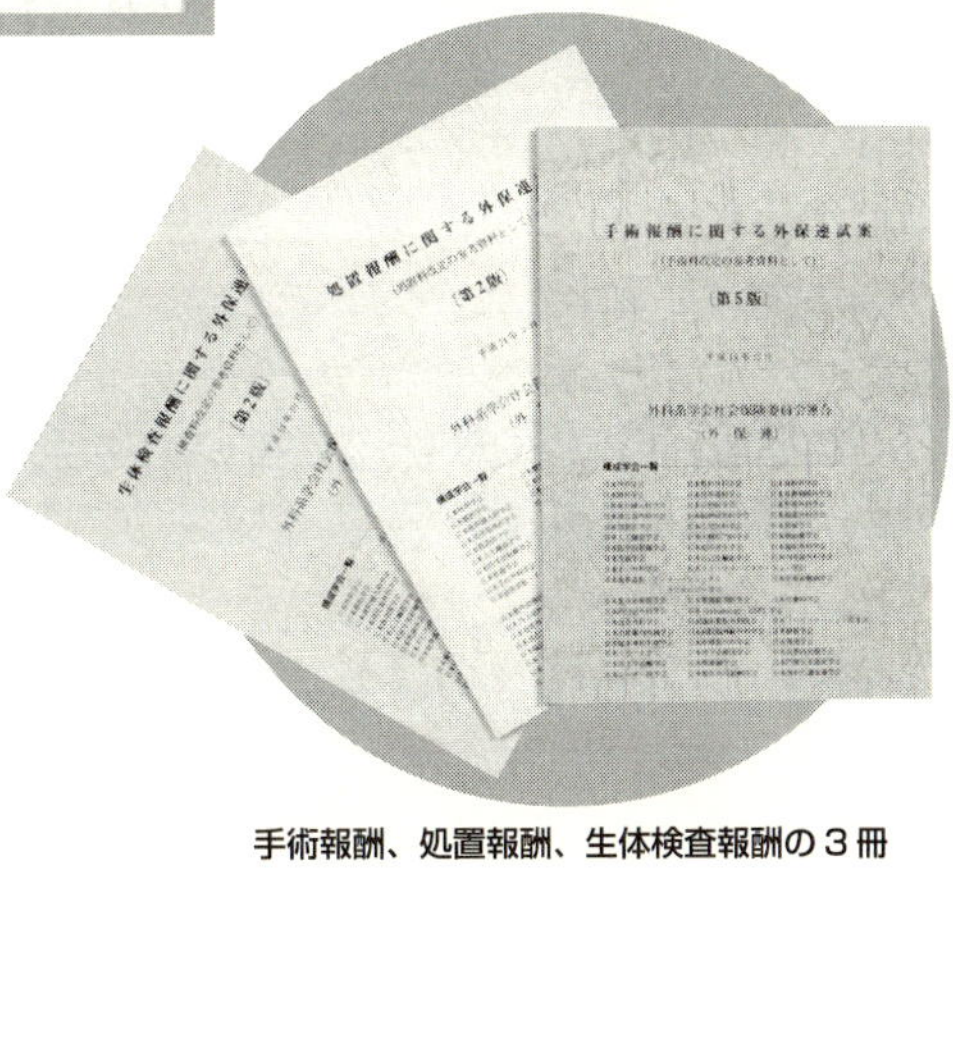

手術報酬、処置報酬、生体検査報酬の３冊

日本の医療・素朴な疑問 18

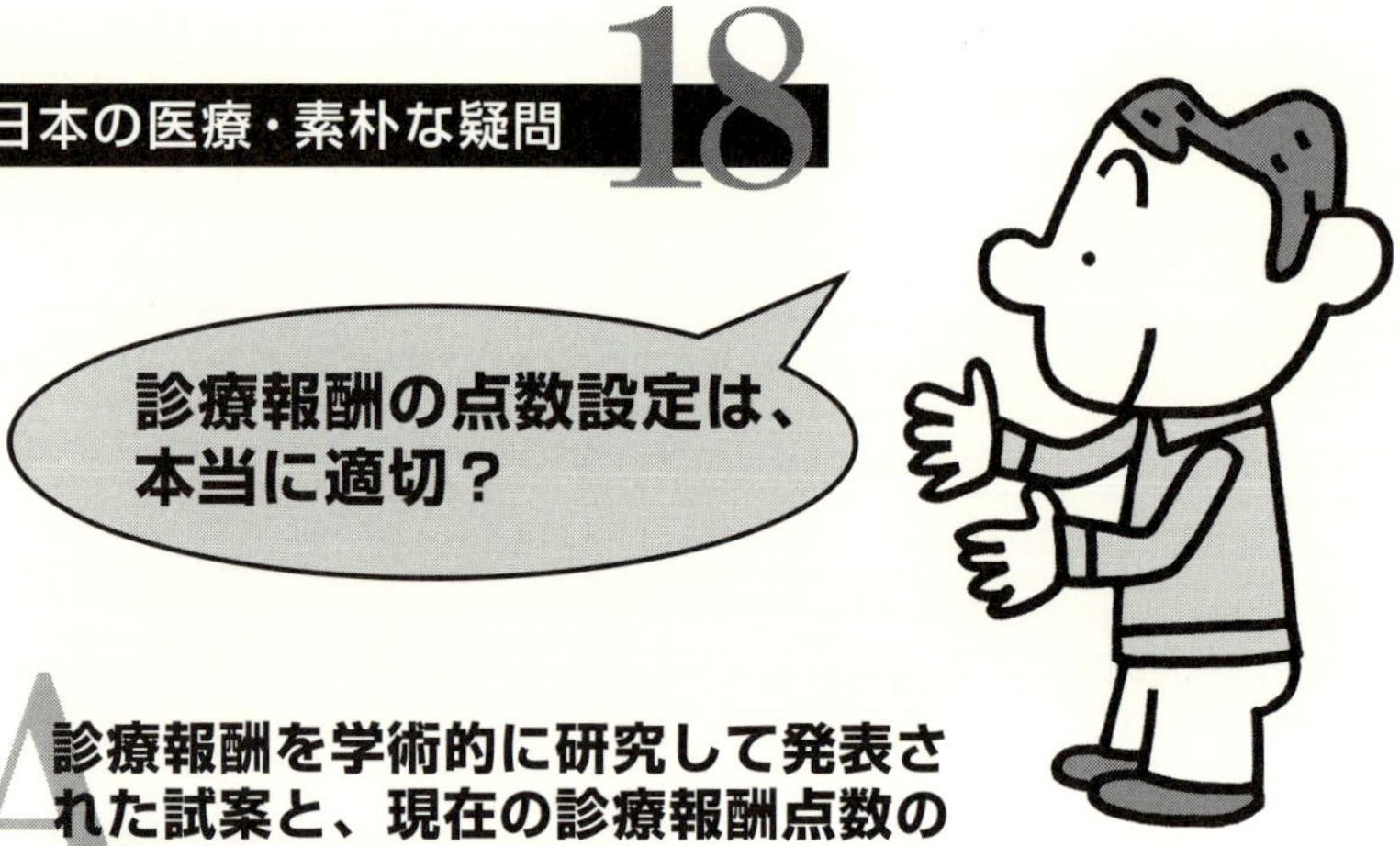
診療報酬の点数設定は、
本当に適切？

A 診療報酬を学術的に研究して発表された試案と、現在の診療報酬点数の関係をグラフにしました。
ご覧のように現在の診療報酬は試案よりかなり低く抑えられています。

外保連試案と現行の診療報酬との相関

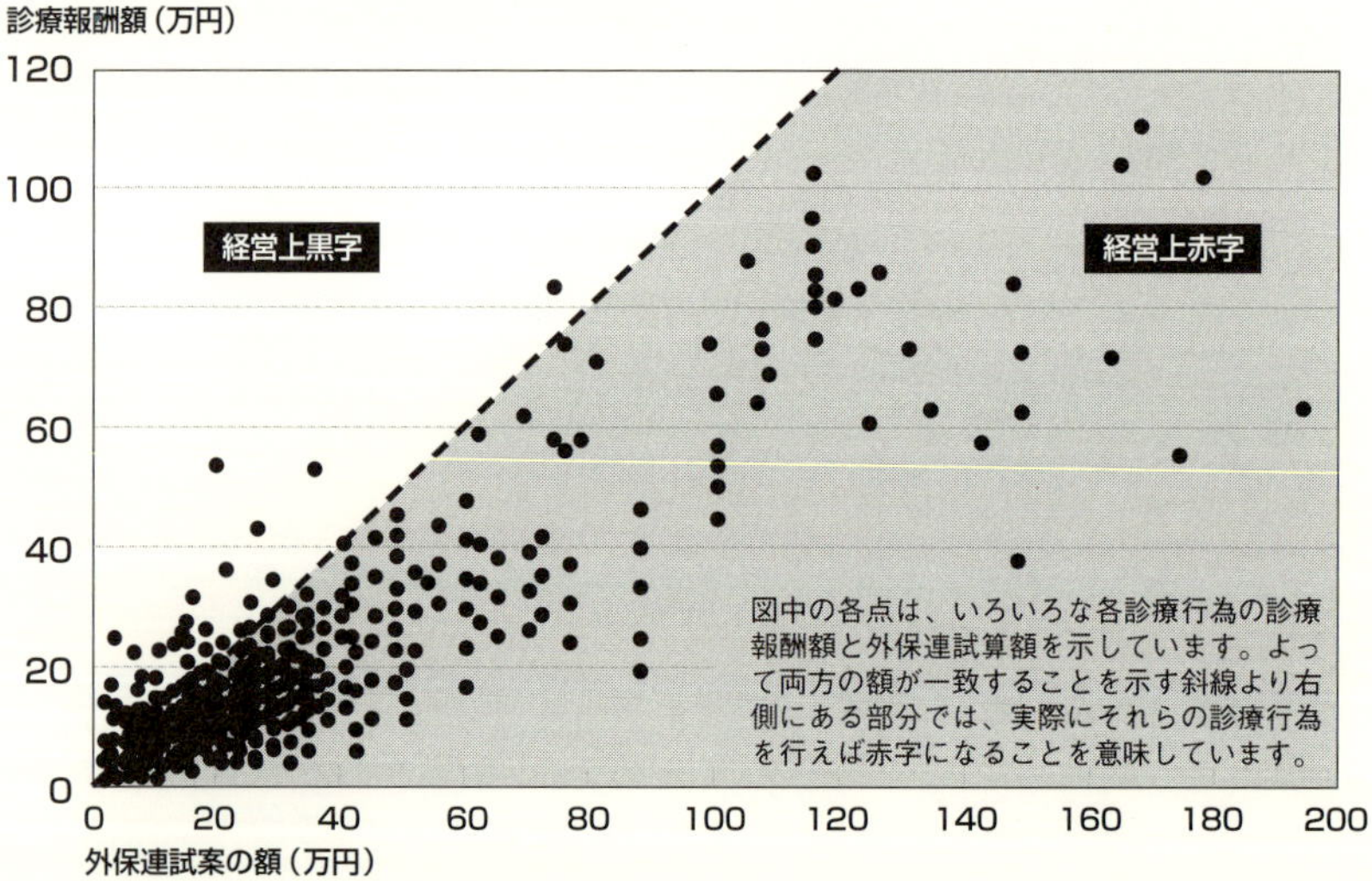
診療報酬額（万円）
120
100
80
60
40
20
0
経営上黒字
経営上赤字
図中の各点は、いろいろな各診療行為の診療報酬額と外保連試算額を示しています。よって両方の額が一致することを示す斜線より右側にある部分では、実際にそれらの診療行為を行えば赤字になることを意味しています。
0
20
40
60
80
100
120
140
160
180
200
外保連試案の額（万円）

療報酬点数の抜本的見直しと合理的かつ適正な診療報酬体系の再構築である(五八頁)。これが、そのまま放置されている限り、いろいろな改革をしようとしてもわが国の医療の改善や、長期的視野に立った計画は実現されない。

国民の誰でもが理解し、納得できる診療報酬体系をつくること、そしてそれを国民にも公表し、広く知ってもらうことが大切である。

医療費の実態を国民に知ってもらうために

さて、国民はわが国の医療制度、医療費の実態についてあまりにも知らなさすぎるのではなかろうか。医療費が三〇兆円を超えたとマスコミは大騒ぎをするが、これが世界各国と比べて多いのか少ないのか。医療費の伸びは絶対にこれ以上認められないと財務省は強調するが、三〇兆円のうち政府は一体いくら拠出しているのか。それが先進国のなかでどんなに少ないのか。知っている国民はきわめてわずかであろう。

最近まで、わが国の医療では、患者の自己負担は一割から三割にとどまり、医療へのアクセスもよく、費用の割に大変に質の高い医療が供給されてきた。しかしバブルがはじけ、

日本の医療・素朴な疑問 19

本当に適正な診療報酬って、どんなもの？

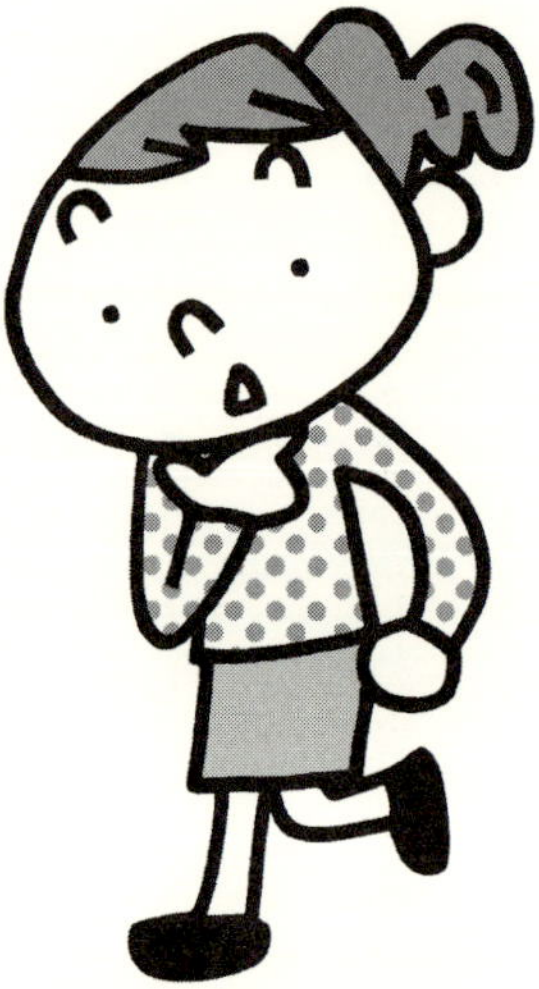

A きちんと原価計算し、ものと技術を分離して評価し、安定した医療経営を可能にするものです。
国民の誰にも分かりやすい診療報酬体系をつくることが大切です。

診療報酬（手術報酬）の適正化へ向けて

「もの」と「技術」を分離して、技術を適正に評価すること	physician's fee、surgeon's feeを独立させること	難易度の適切な評価
人件費の適切な評価（必要人員数、所要時間）	環境整備の評価（感染予防、安全確保）	使用される材料価格の適正化

国の財政がきわめて悪化している現状からは将来このままで医療が続けられるとは思えない。現在の医療は医師の過剰労働と病院の犠牲の上に辛うじて成り立っているのであるが、その現状は必ずしも国民に知らされていない。このままでは早晩、医師のなり手は減少し、この面からも日本の医療は破綻せざるをえない。行政はこれを乗り越える手段として医療費の自己負担を漸増し、また受診抑制を図る政策を実施している。わが国の医療費が高いか、安いか、これを将来もう少し増やすべきか否か、特に公費負担を増やすべきか、このままのレベルで抑えておくべきかは、国民の総意によって決められるべきであろう。

このようなわが国の医療を将来どのようにして行ったらよいかについては、国民的論議が必要である。そのためには国民の一人ひとりが医療の仕組み、医療費の実態に関心を持ち、この議論を行政や一部の政治家に任せるだけでなく、きちんと自分の考えを持つことが必要である。そのための第一歩としては、病気になって病院や診療所で診療を受けたり、入院したときに自分にかかった医療費がいくらであったのかについて、もう少し関心を持つ必要がある。

診療を受けると、病院の会計窓口で患者はかかった医療費の自己負担分として三割の医療費を支払う。これに対して病院は領収証を発行するが、ここには総額が記されているのみで、その明細は記されていない。患者もそれを当然のこととして明細を要求する人はほとんど皆無である。これでは医療費がどうなっているのか、知る由もない。検査がいくらで、診察代がいくらで、薬がいくらで、注射や手術にいくらかかったのか、材料費がいくらだったのか、これらを全く知らないのでは、それぞれが高いのか安いのか判断のしようもない。国民に医療費を知ってもらい、関心を持ってもらうためには、まず手始めに医療費の明細を知ってもらったらどうだろう。総額の領収証だけではなく、その詳しい明細を必ず知らせるのである。電子カルテが普及し、医療費の請求事務にコンピュータが利用されつつある現在、医療費の明細をつくって渡すことは病院にとっても以前ほど難しいことではない。

診療所や病院が医療費の明細を渡したがらない理由の一つとして、特定疾患や生活習慣病の指導料の存在があるからだという話を内科の先生から聞いたことがある。指導料を明細書に書いて渡すと、「そんな指導は受けていない」というクレームが患者さんから出るというのである。もともとこの指導料は医師の外来再診料があまりに安すぎるので、これを補うために設けられたものだというのだが、再診料と指導料を一本化して管理料とすれば、このような患者さんからのクレームもなくなるのではなかろうか。「指導料」といわれなくても、医師は患者さんが守るべき注意は診療中の会話のなかで、きちんと話しているはずである。診察料をこそ適正なレベルにまで上げるべきであって、特定の疾患についてだけにこのような指導料を設けることが妥当であるか否か、再考の余地がある。さらに明細を患者さんに知らせることは、一部の医師による不正請求の防止策ともなる。

いずれにせよ、すべての患者さんの診療では費用の明細を必ず渡すことによって、国民は診療行為に対して支払われる医療費がどのようになっているかを知ることができる。医療費の明細を知れば、国民も医療費がどのように使われ、何が高くて、何が安いのかを理解することができるはずである。

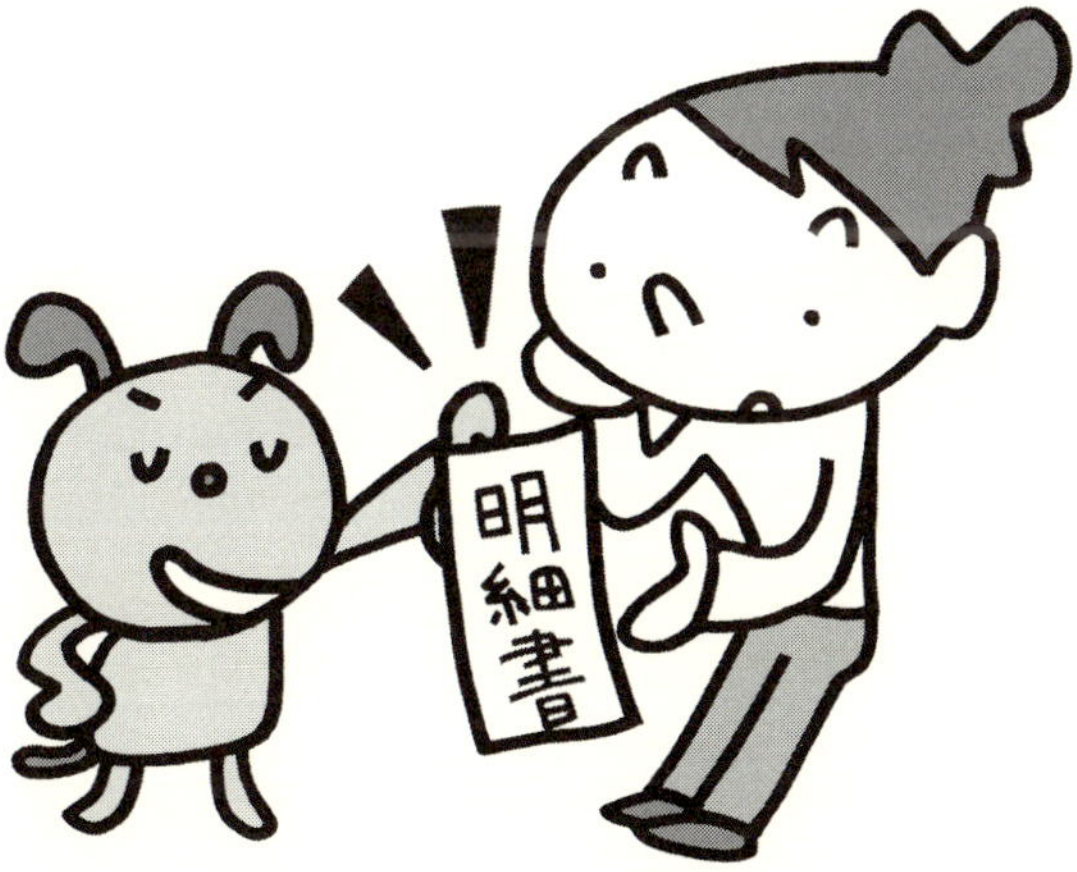

よい医療を実現するために

よい医療を実現するためには、人、システム、設備の三者が必要である。このうちのどれ一つが欠けても、よい医療は実現されない。ここではわが国の医療制度が直面する問題について述べてきたが、人（医師、看護師など）の問題も医療にとって本質的に重要である。よい医師がいなければ、いくらよいシステムができてもこれは活用されない。よい医師や看護師をつくるには、医療に携わるのに適した適性を持つ人を選び、きちんと教育をすることである。

そのためには、偏差値を重視する今の大学入試制度をやめて、医学部の入試では一定レベル（そんなに高い必要はない。中の上で可）の偏差値や学力試験をクリアしている者については、性格や人間性を重視する選考方法に改める必要がある。最近、電車やバスでシルバーシートに平然と座って漫画に没頭し、高齢者や親子連れが来ても席を譲ろうとしない若者を見かけるが、このような人は医師や看護師には向かない。思いやりの心や、いたわりの心は、医科大学で教えたり学んだりするものではない。よい医師をつくるためには、医科大学での教育、卒後研修も重要であるが、入学試験から改めていく必要がある。

日本の医療・素朴な疑問 20

よりよい医療を実現するには？

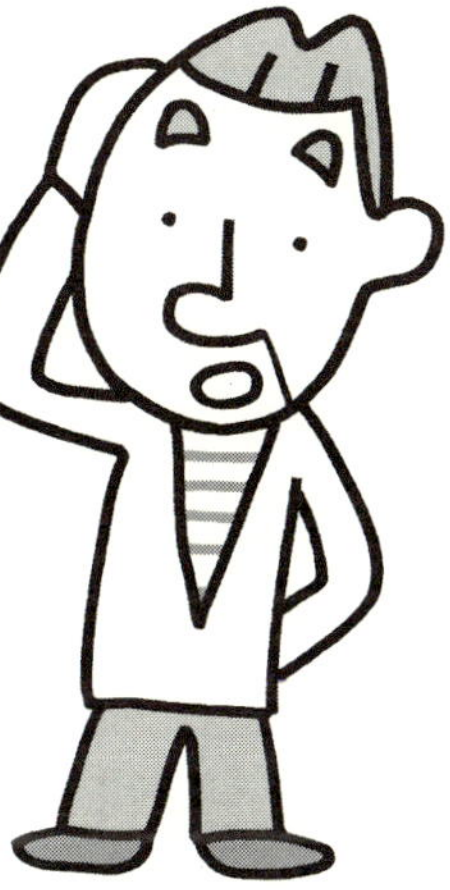

A 人、システム、設備の三つのうち、どれ一つが欠けてもよい医療を実現することはできません。

よい医療を実現するためには

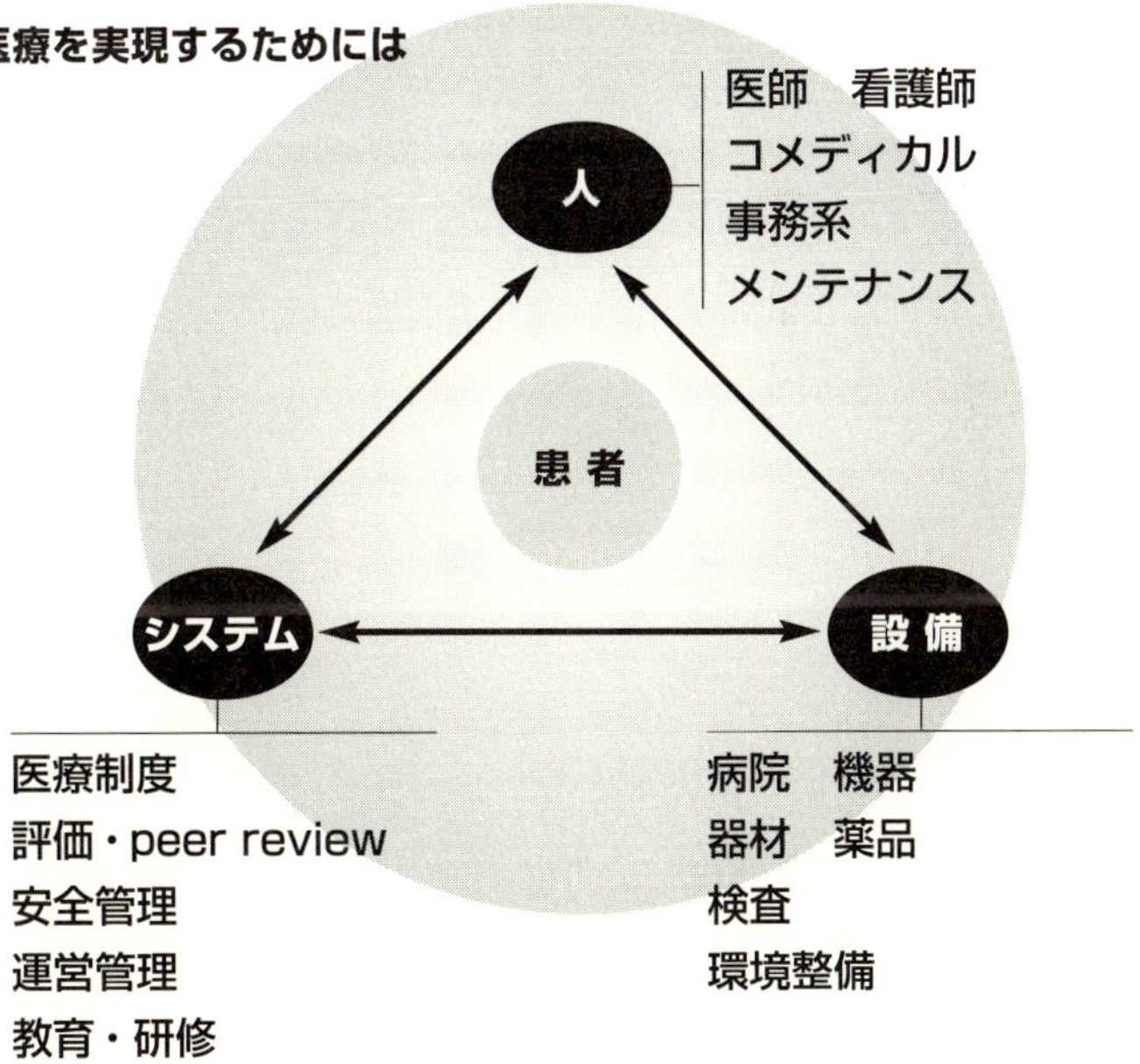

peer review ：専門家による評価

第二章　日本の医療、近年の動きを振り返って

一　近年の動きを振り返って

医療技術、医療機器、薬剤の進歩

日進月歩という言葉があるが、近年の医療の進歩はまさにこの言葉が当てはまる。私たちが日常、当然のように受けている医療を支えている多くの技術や設備、薬のほとんどは、ほんの五〇年前にはまだ存在しなかったのである。

心臓や血管、肝臓などの手術が安全に行えるようになったのは、ほんの二、三〇年前からのことである。私が大学を卒業して外科の医局に入ったのは四〇年ほど前のことであるが、心臓や大血管の手術では手術中に患者さんが死亡することはそれほどまれではなかったし、肝臓の手術はほとんど行われていなかった。コイルを使った人工腎臓や、近親者からの腎臓移植がちょうど始められた頃で、栄養輸液(完全人工静脈栄養)が実現されたのも一九六〇年代後半になってからのことである。輸血といえば、手術当日の早朝に大勢の供血者を集めて採血し手術に備えるのが新入医局員の大切な仕事であった。血液を売って生活費に当てる人も現実にいた(これが、わが国のB型、C型肝炎患者の増加につながったことはご承知の通りである)。小児外科がわが国で始められたのは一九六〇年代に入ってからのことであり、新生児手術、胎児手術などはまだ存在しなかった。テレビによく登場する集中治療室が設けられたのも一九六〇年代のことである。

最近話題になることが多い内視鏡下手術がわが国に導入されたのは一九九〇年代のことであり、私たちが外科医になったときには、このような手術が可能になるとは夢にも思わなかった。臓器移植、顕微鏡手術、凍結手術、放射線治療、血管内治療、さらには遺伝子診断や遺伝子治療などが次々と登場し、急速に普及していく様相を見せている。

医療に使用されている診断、治療の機器もそのほとんどが一九六〇年以後に開発され、普及してきたものばかりである。今では普通に行われている画像診断や治療に使用されている多くの機器や治療薬にも、最近開発されたものが多い。今では当たり前と考えられている内視鏡機器や超音波検査機器、CTスキャン、MRI、マイクロウェーブ、レーザー、ラジオ波などが医療に導入されたのは、そう古いことではない(七〇頁)。新しい免疫抑制剤や抗癌剤、抗生物質が次々と開発され、治療成績の向上に役立っている。さらに降圧薬、抗高脂血症薬、糖尿病薬などの生活習慣病の治療薬が大幅に進歩し、いわゆるサプリメントが人気を集めているこの頃である。

われわれは現在このような医療の進歩を当然のこととして享受しているのであるが、新しい薬や材料、医療機器や技術どれ一つをとってみても、導入するためには新たに設備費

20世紀後半における外科の進歩

心臓、血管外科
臓器移植、人工臓器
栄養輸液
成分輸血
胎児、新生児外科
intensive care
自動手術機器
内視鏡外科手術
microsurgery
bench surgery
cryosurgery
放射線治療
interventional radiology

20世紀後半における医療の進歩

内視鏡診断、治療
超音波診断、治療
CT
MRI
レーザー
マイクロウェーブ
核医学
免疫学的診断、治療
遺伝子診断、治療
コンピュータ
A-V機器
tele-communication
robotics

や購入費などの経費すなわち医療費が必要なのである。医療費の増加が問題とされているが、新しい技術の進歩や設備、機器、薬剤、医療材料を導入しようとすれば医療費が高くなるのは当然なのである。もちろん、無駄使いがあればそれを節約し、限りある資金と資源を効率よく利用することが重要であることはいうまでもないが、医学・医療技術の進歩を日常医療に速やかに導入し国民に還元することが最も重要なのである。

新しい技術や治療法、機器や薬剤の導入にはコストが必要であっても、導入時の設備投資などの初期費用を除けば、従来の治療法よりも経済的にも効率がよく、医学的にも有効性が高いものが多い。特に中、長期的に見れば医療費の削減につながるものが少なくない。例えば、人に優しい手術として急速に普及しつつある内視鏡下手術では、手術自体の経費は従来の手術よりも二〇―三〇％高くなるが、入院期間は従来の開腹手術と比べると三分の一に短縮され、使用される注射や薬剤も大幅に少なくて済み、また患者さんの社会復帰も早期に可能となるので、トータルの医療費は大幅に削減され、さらに社会全体としての経済効率の面からも大変に有利である。

厚生労働省や政府は診療報酬の改定の度に、新しい技術や治療法、薬剤の保険適用によって医療費が増加するのではないかと神経をとがらせているが、新技術や新しい治療法が普及することによって医療費の削減につながるものが少なくないことにも注目すべきである。ともすれば、医療費の増加を抑える手段として混合診療が安易に話題にされることが多いこの頃であるが、旧来の治療法と新しい治療法の経済効率をきちんと比較し、保険医療のなかで入れ替えを促進するような政策誘導によって医療費削減を図ることも考えてよいのではなかろうか。

医療倫理、医療環境の変化

わが国の医療は明治以来、欧米の医学・医療に学ぶことが多かった。これは第二次世界大戦以後も変わっていない。戦前はドイツ医学に学び、戦後は米国医学の台頭とともに米国に学んでいるという違いはあるが。医学教育や医療現場で日常使われている外来語が、これをよく示している。

インターンシップ、レジデンシー制度、レジデント、スペシャリスト、CME (continuous medical education)、OSCE、クリニカル・クラークシップ、ベッドサイド・ティーチング、ロールプレイ、などの医学教育に使われる言葉が米国方式の医学教育や卒後教育への傾倒を現わしている。さらに、GCP(good clinical practice)、クリニカルパス(clinical path)、ピアーレヴュー(peer review)、セカンド・オピニオン(second opinion)、QOL(quality of life)、EBM(evidence based medicine)、患者の安全(patient's safety)、患者の権利(patient's rights)、診断群分類(DRG：diagnosis related group)、包括払い方式(PPS：prospective payment system)、HMO(health maintenance organization)、マネジド・ケア(managed care)、インフォームド・コンセント(informed consent)、インフォームド・デシジョン(informed decision)、医療の質(quality assurance)、リスクマネジメント(risk management)、説明責任(accountability)、情報開示(disclosure)など、非常に多くの外来語が医療の世界で使われている。

これらの言葉は、そのほとんどが米国で生まれたものであるが、近年における医療の変化をはっきりと表している。すなわち医療が医師主導から患者中心へと大きく変わってきたことを示している。この傾向は今後さらに顕著となるものと考えられる。

医療技術が進歩し、人口の高齢化が進めば医療費は必然的に増加する。患者さんからの要望に応え、患者さんへのサービスを充実させて、さらに医療の質を高めようとすれば、病院としては人手を増やし、設備を改善するための投資が当然必要になる。

医療資源に限りがあり、国の厳しい財政事情を考えれば、医療費にも歯止めをかけなければならないことは理解できる。しかし、医療制度改革によって医療費を過度に切り詰めると医療のレベルや質が落ちてしまうことは、かつて医療先進国であった英国の惨憺たる医療の現状や、ＨＭＯによるマネジド・ケアの普及によって崩壊しつつある米国の医療現場の現状を見れば明らかである。医療費を削減しながら医療の質を落とさないという魔法のようなことができればこれに越したことはないが、わが国でこれ以上医療費を切り詰めて、それは可能なのだろうか。

将来の医療制度は国民の選択

わが国の医療の現状や医療制度改革について最近いろいろと議論されているが、その多くは厚生労働省、財務省、内閣府などの行政の担当者、社会経済学者、大企業の経営者、医療評論家、マスコミなどからの発言がほとんどで、実際に医療の現状や現場を知っている医療関係者からの発言は大変に少ない。そのため医療現場から見ると現状認識が誤っていたり、また的外れの議論が少なくない。

医師側からは日本医師会の発言が主なものであるが、残念ながら少なくとも、これまでの日本医師会は診療所などの開業医の意見を代弁することはあっても、病院やそこに働く勤務医、学術団体である学会などの意見などをも集約し、反映させたものではなかった。これは、現在の日本医師会執行部メンバーの九割以上が開業医で占められていることとも関連があると思われる。日本医師会の会員のうち勤務医がすでに四〇％を超えていることを考えると、これは早急に是正されなければならない。

わが国の医療の制度的な問題やその変更については、中医協（中央社会保険医療協議会）で審議・決定されている。中医協の構成メンバーを見ると、支払い側、診療側、公益代表の三者、計二〇名で構成され（七六頁）、厚生労働省がその事務局を担当している。先頃、中医協の診療側委員として日本歯科医師会から出ていたメンバーの一人が自民党の厚生族議員の大ボスに裏ルートで巨額な政治献金をしたことがマスコミに報道されて世間を騒がせたことは記憶に新しい。これによって、この中医協の存在が国民にも広く知られることとなったが、わが国の医療の大筋は、厚生労働省が原案をつくり、これが中医協で審議・決定され、具体化されていくので、この中医協が果たす役割と責任は大変に大きい。

診療側委員として日本医師会執行部から五名の委員が出ているが、そのうち四名は診療

中医協の委員構成

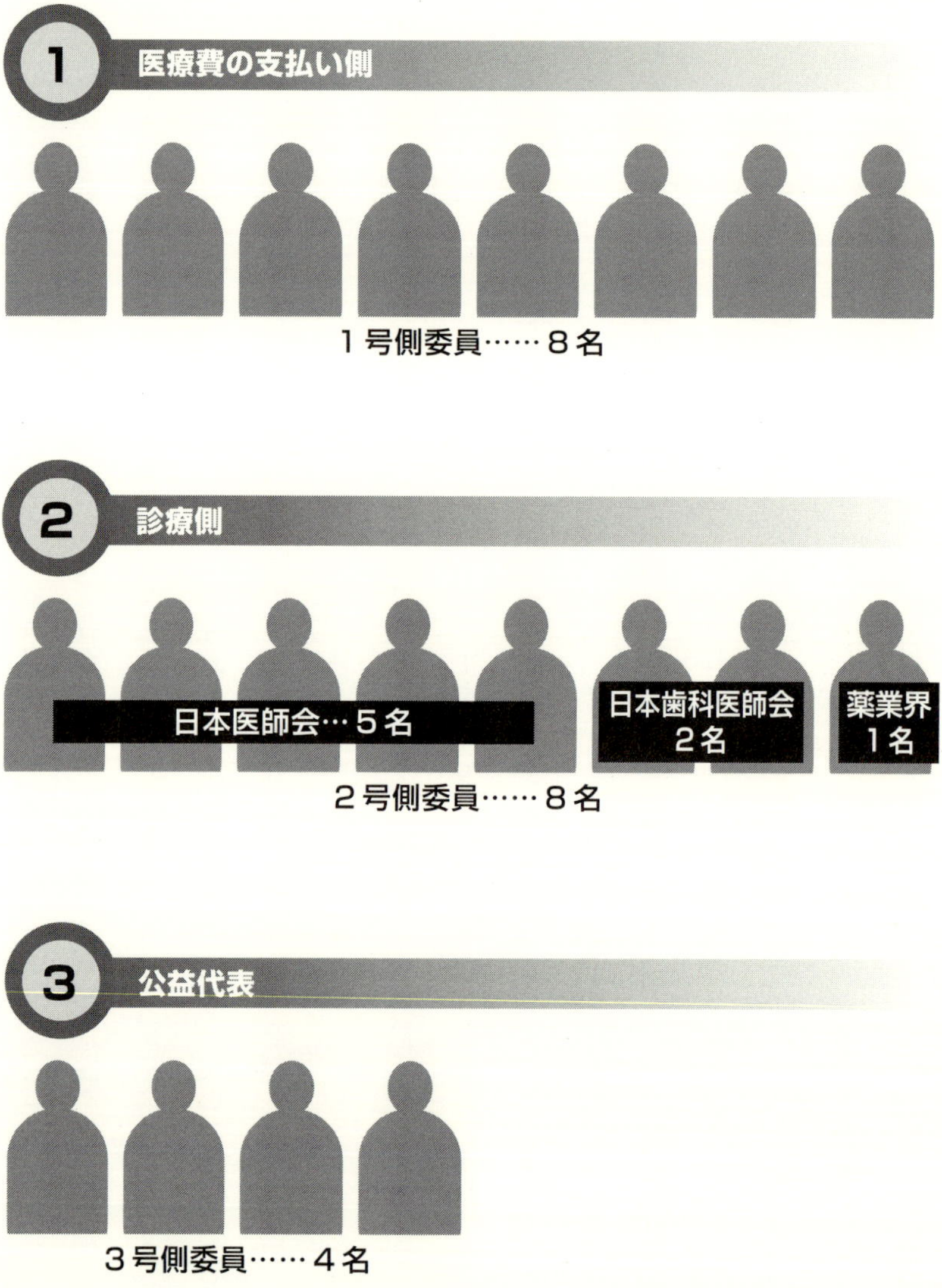
1
医療費の支払い側
1号側委員……8名
2
診療側
日本医師会…5名
日本歯科医師会
2名
薬業界
1名
2号側委員……8名
3
公益代表
3号側委員……4名

所の開業医である。最近、日本病院会から一名の委員が加わっているが、日本医師会を通じての参加であり、病院代表としての発言には限度があると見られている。最近の医療経営実態調査の結果を見ると、診療所の経営はなおわずかながら黒字であるのに対して、病院の七割が赤字経営となっていることや、平成一四年度の診療報酬改定で、病院における手術について悪評高い「手術の施設基準」が導入された経過で中医協ではほとんど議論もなく決定されてしまった経緯などを見ると、病院や学会など専門団体の意見が全く中医協に反映されてこなかったことが分かる。

現在、中医協の構成メンバーの変更や役割についての論議が進められているというが、病院団体や外保連、内保連(内科系学会社会保険連合)などの学術団体の意見がもっと反映されるような仕組みを考えていく必要があろう。

支払い側委員のほとんどは、大企業の保険組合や厚生労働省の天下り人事で健康保険組合に就職した人たちで、自分たちの保険組合からの支出を減らすことが至上命令、と考えているとしか思えない発言が多い。

国民の立場を代弁すべき公益代表委員も四名加わっているのだが、一年間一言も発言しない委員もいて、何のために高給をもらって公益代表委員を務めているのか理解に苦しむのである。政府の「規制改革・民間開放推進会議」や、最近設けられた「中医協の在り方に関する有識者会議」で中医協の改革が検討されているが、そのメンバーを見ると、医療の現場を知っている委員が一人も入っていないので、的確な改革案がつくれるのか気になるところであるが、何らかの中医協の改革が必要な時期に来ていることは確かである。

多くのデータを独占し、情報操作による政策誘導が可能な厚生労働省の権限は強大である。医療費削減を「錦の御旗」に振りかざし、意図的な情報操作と政策誘導を行うことが至上命令となっている最近の行政担当者であるが、その根拠としている医療に関する予測データが一度も当たったためしがないのは皮肉である。厚生労働省が平成九年に発表した医療費の増加予測は見事に外れて、平成一二年度の医療費は予測よりも実際には八兆円も少なくて済んでいるのである(七九頁)。しかし、いまだに厚生労働省は医療費の増加を過大に予測し、国民の不安をあおっている。必要医師数や看護師数についての予測も見事に外れ、予測ではあり余るはずの医療従事者が今度は足りない、と慌てている。マスコミや評論家も不勉強で、足を使って医療現場の実態を自ら調査しようとしない。厚生労働省の発表するデータを鵜呑みにして、これをもとに意見を述べるので、その意見は的確性を欠くものが多い。

国民医療費の推移

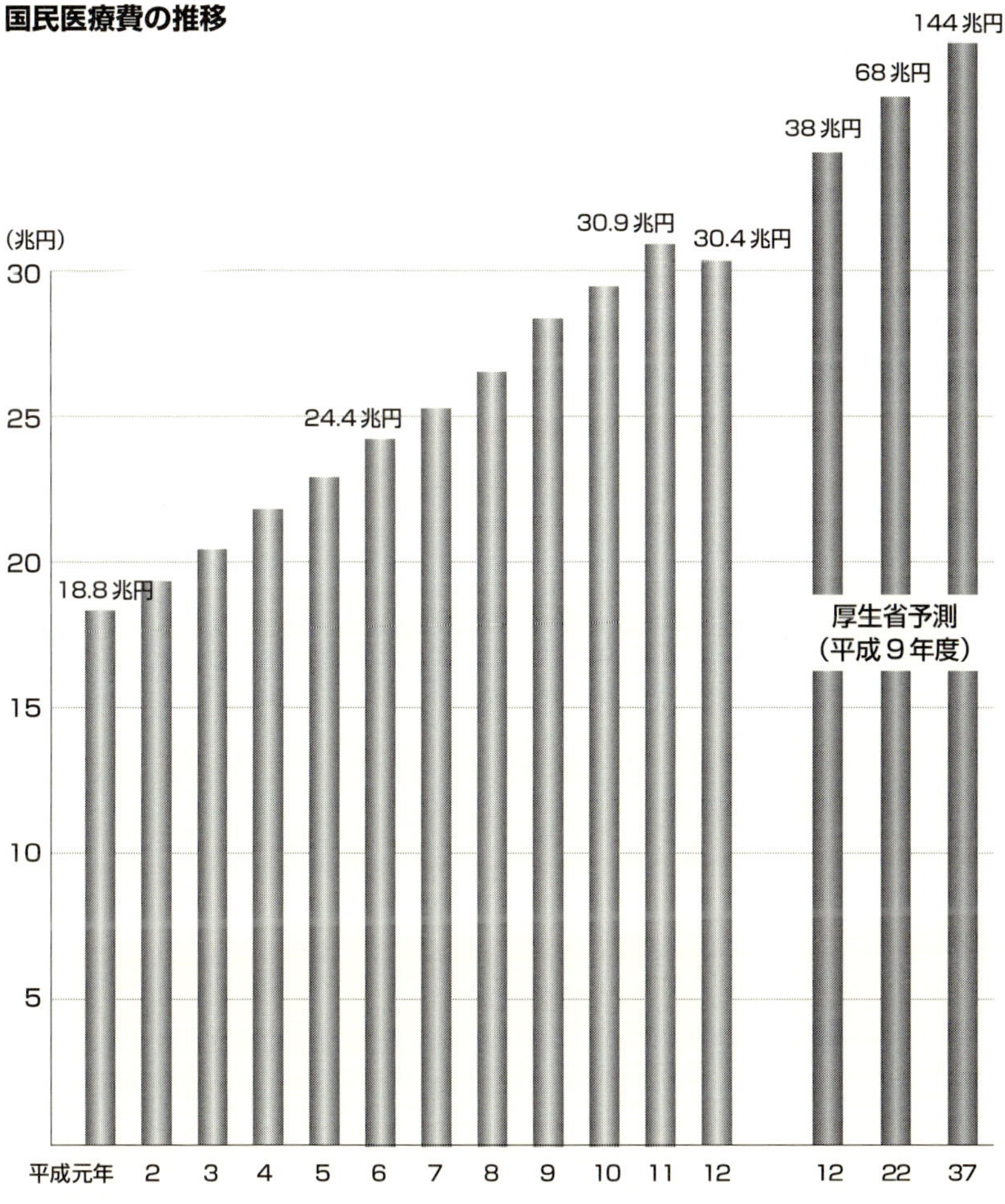

(厚生労働省資料)

医療は国民のためのものである。国民は実態を知って、自ら発言することが必要である。中医協には国民の意見を代弁すべき公益代表委員も加わっているのであるから、公益代表委員がもっと発言すべきである。自らの意見を述べることをしない公益代表委員は早急に交代してもらう必要がある。

これからの医療を取り巻く環境はますます厳しくなる。どのような医療を国民が望んでいるのか。その実現のためには、今の財務省や厚生労働省の医療費の総枠規制がこのままでいいのか、もう一度考え直す時期に来ている。わが国が世界に誇ってきたすばらしい医療制度もいったん崩壊させてしまえば、その回復には数十年という永い年月が必要である。どのような医療を選択するかは、国民が決めなければならない。

医療が一つの転換期に来ていることは確かである。世界に誇ってきたわが国の医療と医療制度を崩壊させないために、医療者側も支払い者側も知恵をしぼらなければならない。最も大切なのは国民が何を望んでいるかである。国民が正しい判断を下すためのデータを公開することが大切である。国民も自らの健康を守るためには、お上のいうことを鵜呑みにするのではなく、自ら勉強し賢くなることが必要である。

二　医師として、時事折々に想うこと

日本医師会雑誌「あとがき」（一九九六—二〇〇二年）を中心に

1996年
7月1日

アルコールと病気

日常診療で患者さんから、「いつ頃から飲んでもいいですか？」、「どのくらいなら飲んでもいいですか？」など、酒の飲み方について聞かれることは非常に多い。正確な知識に基づいて自信を持って患者さんの問いに答えている医師はどれほどいるだろうか。大抵は、漠然とした若干の知識と、自らの飲酒経験を頼りに差し障りのない答えをしていることが多いのではなかろうか。最も身近な、健康にとって大切な問題であるにもかかわらず、医科大学でもアルコールの問題について総合的な講義をしているところは多くないし、医師になってからもアルコールと病気について勉強する機会は少ない。

酒とたばこは、いずれも度を過ごすと害があることが知られている。特にたばこについては最近、健康に対する有害性が喧伝され、禁煙運動も盛んである。患者さんから聞かれれば、たばこは「止めたほうがいいですよ」と即座に答えることができるが、お酒については絶対禁酒を勧めることは、むしろまれである。〝百薬の長〟、〝万病の源〟という言葉は両極端であるが、毒にも薬にもなるアルコールの二つの性格をよく現している。

飲むか、飲まれるか、それは飲む人の問題であるが、医師としては、飲みすぎたときにはどんな状態になるのか、精神心理学的な面と身体的な面からの十分な知識と認識が必要であろう。

この「あとがき」を書いていたら、テレビのニュースが、安楽死にかかわる医師の判断を、一つの事件として報道していた。脳死や臓器移植、体外受精などの問題の議論にも同じような側面があるが、自然科学や医学の進歩、外来の新しい思想や概念に、わが国での論議や消化が不十分で追いついていけないことが原因ではなかろうか。

かつて司馬遼太郎氏が、これを「日本における人文科学の怠慢」と述べておられたことをふと思い出した。

（日本医師会雑誌第一一六巻・第一号「あとがき」より）

1996年
9月1日

文明病の蔓延

厳しい残暑が続いている。ひとたび冷房の快適さを知ってしまうと、むしむしとした外気には耐えられなくなってしまう。文明の進歩は、人間をますます弱い生き物にしてしまっている。

堺市の病原性大腸菌O－157の感染経路はいまだに解明されていない。厚生省の〝カイワレ説〟も混乱だけを残して、結局はうやむやのままに幕を閉じるのだろうか。伝染病予防の原則は感染経路を明らかにすることだと思っていたが、これだけ時間が経ってしまうと、今回の食中毒ではもはや感染源を特定することは困難だろう。

本誌では、前号に引き続き、緊急座談会で〝O－157感染症〟を取り上げ、今回の食中毒についての情報を会員に提供することとした。日常診療の現場での患者への対応や、今後のこのような緊急事態に備えて、ぜひご一読いただきたい。

本号で特集として取り上げた高脂血症も、その多くは先進国に特有な文明病の一つである。循環器系の病気は、食生活の向上？と生活様式の西欧化とともにわが国でも急増し、動脈硬化と高脂血症との因果関係が明らかにされつつある。コレステロールや中性脂肪を下げるいろいろな新薬が開発され、遺伝子治療まで話題にのぼる昨今であるが、考えてみれば、循環器疾患の予防と治療の根本は、食事療法と運動療法である。

世紀末が近いとはいえ、旨いものをたらふく食い、運動不足を解消するために自家用車でフィットネス・クラブに通い、病院で高価な新薬をもらって循環器病の予防や治療をして、長生きをしようというのでは、どこかおかしくはないか。

（日本医師会雑誌第一一六巻・第六号「あとがき」より）

1996年
10月1日

健康雑誌の医療情報

九月も半ばを過ぎて、朝晩はめっきり涼しさを感じるこの頃である。

わが国でも、摂食障害患者は増加傾向にあるといわれているが、これは近年、若い女性の間で流行しているダイエット・ブームとも大いに関係があるらしい。いかにしてやせて、きれいな体形を保つかということは、女性にとって大きな関心事である。女性週刊誌や、いわゆる〝健康雑誌〟では、種々のダイエット法や〝やせ薬〟が常にトピックスの一つであり、また有名女優や美人タレントの激やせの話題が週刊誌をにぎわせている。

これらの〝健康雑誌〟や女性週刊誌の普及度はわれわれの想像以上に広く、その影響力は、学校や保健所などで行われている健康・保健教育や、診療所や病院で行われる医師と患者の会話を通じて得られる疾病や衛生に関する認識とは、比べものにならないほど大きい。

〝がん〟の治療法や〝脳〟に関する書物が、書店では長期ベストセラーになるこの頃である。このような一般雑誌や書籍が人々の医学や医療に対する考え方に与えるインパクトは大変に大きい。それだけに一般雑誌などに紹介される知識や、執筆者の見識はきわめて重要である。

人々の関心を惹くためには、ある程度のエキセントリックさが必要であり、出版社やマスコミもそこに目をつけるわけであるが、生半可な「専門家」が偏った認識で医学や医療を取り上げて論ずることの弊害は計りしれない。学術専門誌であれば、当然、批判や反論も掲載され、バランスと公平さが保たれるが、一般雑誌では、売れるか売れないかということが編集者の関心事であり、優先される。そのような意味で公平さは二の次になる。

米国医師会では、一般の人々に対する医学・医療に関する啓蒙活動が活発に行われていると聞く。日本医師会も内にこもるだけでなく、もっと外に向かっての活動を強化する時期に来ているのではなかろうか。ダイエットもその一つである。

（日本医師会雑誌第一一六巻・第八号「あとがき」より）

1996年
10月15日

進まない移植医療

衆議院が解散され、一〇月二〇日には投票が行われる。これによって国会の新しい勢力分布が決まる。今の時点でどのような力関係が生ずるのかを予測することは、難しい。

今度の解散で、永い間の懸案であった脳死からの「臓器移植法案」は、審議もされないまま廃案となってしまった。脳死臨調の答申が出されてから、すでに約五年になるが、脳死からの臓器移植は少しも進展していない。結局、わが国では、臓器移植は医療として認められないのだろうか。厚生省も、移植臓器のネットワークづくりには熱心で、ずいぶんお金もかけてきたが、移植医療が全く進まないのでは、税金の大変な無駄使いをしていることになる。

移植に限らず、医学の進歩が医療に取り入れられるときには、すべてのお膳立てが整って、「さあどうぞ」といって始められるものではない。患者と医師が合意と信頼を築き、多少のリスクは覚悟したうえで始まるのである。外国の移植医療もすべてそのような形でスタートした。法律は後からついてきてもよいのである。最近、若い医師のなかで移植医になろうという人は減るばかりである。移植医療が全く進まないのでは無理もない。

医学と医療の急速な進歩を見ていると、異種移植も、すぐそこに来ているような気がする。わが国で同種移植が医療のなかに定着する暇もなく、医療はさらに一歩先に進んでしまうのだろうか。

本号では、平成三年一一月一日号「突然死をめぐって」以来、再度突然死が取り上げられている。私の身近でも、最近三人が突然死した。いずれも外科医で、二人は脳出血、一人は原因がはっきりしなかった。三人とも日頃の働きぶりから、「過労死」であったとしか思えない。


（日本医師会雑誌第一一六巻・第九号「あとがき」より）

1996年
11月1日

医療制度と医学教育

先週、サンフランシスコで開かれた米国外科学会(American College of Surgeons)に出席した。米国のレジデンシー制度、専門医制度、生涯教育制度、外科医の倫理、外科診療水準の維持など、すべての面で大きな役割を果たし、世界をリードする米国の外科医療を担ってきたこの学会には、毎年、世界中から二万人近くの参加者がある。なかでも生涯教育プログラム(Postgraduate Course)は人気が高く、レジデントから外科部長、教授クラスまで誰が聴いても大変勉強になるので、私も学会に行くたびに必ず聴くことにしている。

今年、出席して気になったことは、昔と比べて若いレジデントの参加が減っていることである。不思議に思って数名の米国の知人に理由をただすと、異口同音に、医療制度が変わったために、病院がレジデントの出張経費を出す余裕がなくなったためだという答えが返ってきた。

今の米国の医療を象徴するキーワードはＨＭＯ(health maintenance organization)、managed care、医療の industrialization である。これらが、これまで米国が世界に誇ってきた卒後研修制度、専門医制度、生涯教育をはじめ、医学研究、医療水準、病院経営などから学術集会に至るまでも大変に大きな影響を与えていることがひしひしと感じられた。

わが国の医療制度は、米国のそれとは異なっているが、医療制度が卒後研修、生涯教育や医療水準の維持・向上と密接に関連していることは同様である。国民の健康を守る医療水準の維持の基盤となる臨床教育を、どのようにして支えていくかは、医療費の増大に悩む先進諸国が抱える共通の課題である。医療の産業化傾向でＨＭＯは巨大化し、経費の削減による利潤の追求には熱心であるが、医学教育や研究は軽視される傾向が強い。わが国でも医療費削減のしわ寄せが、さらに教育や研究に及ぶことは目に見えている。

注　ＨＭＯ：株式会社方式による病院経営機関
managed care ：管理医療

（日本医師会雑誌第一一六巻・第一一号「あとがき」より）

1996年
12月1日

消費者のニーズが医療を変える

いよいよ師走、今年ももう残りわずかとなった。日銀総裁の談話はどうあれ、庶民の実感として、わが国の景気が本当に好転しているとは思えない。

特に医業に携わる医師にとっては、限られた医療費の総枠規制のなかで、どのように努力をしてみても物心両面での厳しさは増すばかりである。この医業の厳しさが、われわれが日常接している患者さんや一般の人々に、ほとんど理解されていない現状をどう考えたらよいのだろうか。

胆石症に対する腹腔鏡下胆嚢摘出術や、自然気胸に対する腹腔鏡下手術が始められてから、まだ何年もたっていないが、今ではすでにこれらの疾患の標準的治療法としてわが国でも広く定着している。

これらの手術が始められた経緯を振り返ってみると、大変おもしろいことに気づく。一般に外科手術の大きな進歩は、大学病院や大病院で始められたものが、少しずつ一般病院や開業医へと浸透し、普及していくものであるが、内視鏡下手術の場合には、最初にこれを手がけたのは、欧・米ともに開業医である。大学や大病院の外科の指導者たちは最初、この手術を異端として軽視し、冷たく批判したのである。しかし、手術を受ける患者さんからは熱狂的に支持され、大学病院で胆石症の手術を予定していた患者のキャンセルが相次いだことから、ようやく大学病院や大病院の外科指導者も、この手術の革新的な意義に気づいたという経緯は、外科の進歩の歴史のなかでもきわめて特異である。

乳癌の縮小手術の場合も同様であるが、いわゆる医学研究だけではなく、患者さんの切実なニーズのなかにこそ、本当に意義のある医療の大きな進歩が生まれるきっかけがあることが示されている。

（日本医師会雑誌第一一六巻・第一三号「あとがき」より）

1997年
1月1日

医療の多様化と規制

今年はわが国の医療にとって、きわめて重要な年になりそうである。医療保険制度の見直しによる自己負担率の増加、介護保険制度の導入など、今後の国民の医療や福祉の根幹にかかわる問題が、あまり国民の目に触れないところで、具体策もないまま原則論だけで議論され、決定されようとしている。国民の一人ひとりに負担を強いるものだけに、もっと情報を公開し、国民の理解を得る必要があることは、今更いうまでもない。私たちが携わっている医業の将来にも直接影響することだけに、現場の医師の意見が反映されるよう執行部の先生方に一層の努力をお願いしたい。

坪井会長と堺屋太一氏との対談を、大変におもしろく読ませていただいた。特に国民が今後の医療に何を求めているのか、医師には何が期待されているのかは、私たち医師一人ひとりが常に問い直さなければならない。

堺屋氏が指摘されているように、これからの日本では多様化があらゆる面で許容されることが必要であろう。ひるがえってみると、医療行政ほど画一的で、すべてが行政当局によって管理され、監査され、がんじがらめにされて、規制緩和や自由競争とは程遠いものはないように思う。情報が公開されていないので国民の大部分は気づいていないが、わが国の医療費の高額化の元凶は、薬価や医療材料の厚生省による価格設定と自由競争の制限である。これらの内外価格差を是正するだけで、わが国の医療費は、数兆円も減少するはずである。このあたりを放置して、受診制限につながる自己負担率の増加を一方的に導入しようとしても、国民の理解はなかなか得られまい。

高齢化社会に突入し、経済の低迷が続く今、患者も医師も、医療についての意識革命が必要であろうが、さて、脳内革命はどうなるのだろうか。

（日本医師会雑誌第一一七巻・第一号「あとがき」より）

1997年
2月1日

適正な医師数

津久江一郎常任理事の「わが国の医師数と年齢構成からの一考察」を興味深く読ませていただいた(二月一五日号)。

わが国では、まもなく医師数が過剰となるので早急に抑制策をとる必要があることが、厚生省の推計などをもとに強調されているが、果たして本当にそうかどうか、疑問を投げかけたものである。

人口、年齢構成に応じた適正な医師数を維持することが大切であることは確かであるが、二〇年ほど前に多数の医科大学が新設されたときには、医師数について、どのような推測と論議がなされて、医師数の急増が図られたのだろうか。数年後には本当に医師の過剰時代に突入するのであるとすれば、そのときに予測をした人たちは、とんでもない大きな過ちを犯したことになる。

医師数を減らせば医療費を抑制することができるという議論がある。これは、ある意味で当たっているかもしれない。しかし、このような理由で安易に医師数を抑制することを国民は本当に望んでいるのだろうか。

また、今の〝適正な医師数〟の論議には、確実に労働基準法に違反するような医師たちの過酷な長時間労働の問題、女性医師の増加、医業形態の変化、診療科の分化、人口の高齢化による医療ニーズの変化、介護と医療の役割分担がどのようになるのかなどなど、多くの大切な要素が十分に読み込まれたうえでなされているとは到底考えられない。医療の現場を第一線で預かる津久江氏の推測は、二―三年毎に担当を交代し現場を十分に知らない若手官僚や、とうの昔に現役を引退した厚生省の審議会のメンバーによる予測よりは、はるかに説得力がある。

最近の社会の移り変わりはめまぐるしいが、医療についても十分な議論がなされないままに結論を急ぐ傾向が強いように感じられる。一〇年後、二〇年後にこんなはずではなかったと後悔しないよう、医療について、われわれ医師はもっと発言する必要があろう。

（日本医師会雑誌第一一七巻・第三号「あとがき」より）

1997年
3月1日

在宅医療の問題点

わが国の今後の医療政策の一つに、在宅医療をさらに推進していこうという動きがある。増大する医療費を抑えようという意図が動機となっているにせよ、やりようによっては患者にとっても利点は少なくない。

在宅酸素療法は、在宅医療のなかでは多分、最もうまくいっているものの一つではなかろうか。しかし在宅医療を始めるためには、まず同居している健康な家族がいることが必要である。高齢化、核家族化、少子化が進むわが国の現状では、これすらも決して容易なことではない。配偶者が元気で家にいられる場合には問題は少ないが、それでも誰かが、かなりの負担を背負うことになる。

在宅医療を受ける患者や家族にとっていちばんの心配は、病状が急変したときに、すぐに入院させてもらえる病院があるかどうかということであろう。救急車を呼んでも、どこかの知らない病院に連れて行かれるのは大変に不安なものである。何かのときには、かかりつけ医師の病院、あるいはかかりつけ医師が紹介してくれる専門医のいる病院にすぐに入院できることが、在宅医療を受ける患者にとっては、どうしても必要である。在宅医療では、このような病診連携が特に重要であり、ときには病病連携も必要となろう。

在宅酸素療法はチーム医療であり、医師や看護婦だけではなく、さらに多くの人々の協力が不可欠であることが強調されているが、医療保険でどのように経費をカバーするかも再考の余地があろう。最近は〝まるめ〟の傾向が強く、在宅酸素療法も例外ではないらしい。ものと技術を保険でまるめてしまえば、一時的には確かに医療費の抑制には役立つが、長い目で見ると医療サービスの低下という形で、そのつけは結局患者に回されてしまうことは、この面での先進国である米国の現状からも明らかである。

（日本医師会雑誌第一一七巻・第五号「あとがき」より）

1997年
3月15日

薬の正しい使い方?

本号には、昨年一一月に「薬の正しい使い方」をテーマに開催された社会保険指導者講習会の質疑応答と総合討論などが掲載されている。「正しい使い方」というのはいささかおこがましい。正確には「医療保険における正しい使い方」とすべきであろう。

今回の医療保険制度改革の大きな柱の一つに、薬剤費の問題がある。わが国の医療費のなかで薬剤費の占める割合が欧米と比べて高いことから、薬漬け医療という批判がなされはじめて久しいが、薬の出しすぎ、飲みすぎを抑制しようというわけである。確かに患者負担がわずかであるということから安易に薬を出しすぎ、また患者も薬をただ同然で貰えることから、それほど抵抗を感じないで受け取ってきたことは否めない。本当に必要で、本当に効くことがはっきりと証明された薬は非常に少ない。これまでわが国でなされてきた薬の治験が、かなりいい加減であったことが批判され、すでに保険に採用されている薬の見直しも始まっているが、実際にこれまでの見直しの結果、保険適用から外された薬は非常にわずかである。

薬剤費の高騰の大きな原因の一つは、わが国の保険上の薬価の設定が高すぎることである。どのような仕組みで厚生省が薬価を決めてきたのか、全く情報公開がなされていないので分からないが、外国の二―三倍の価格の薬はザラである。わが国では、医師四人当たり一人のＭＲがいるといわれるが、製薬会社がこれだけの人数のＭＲに高給を払い、さらに莫大な利潤を上げるためには、厚生省は薬価を高額に設定せざるをえなかったのであろうか。

今回の医療保険改革では、一日一剤一五円を患者が負担することになるという。高額すぎる薬価をそのままにして、患者に負担を転嫁して辻褄を合わせようというのでは、国民に背を向けた医療改革といわざるをえない。

注　ＭＲ(medical representative)：販売促進要員(医療情報担当者)

（日本医師会雑誌第一一七巻・第六号「あとがき」より）

1997年
4月1日

医療改革と医師の志望

台北で行われていた中華民国外科学会から帰ってきたばかりである。二泊三日のあわただしい日程であったが、念願の故宮博物館を訪れることもできて、改めて中国文明の奥の深さを実感し、わが国の文化のルーツが中国にあることを認識した。

台湾では一昨年から医療保険が全国民に適用されるようになり、それに伴って医療の現場にも大きな変化が起こりつつある。台湾の外科学会でもこれが大きな話題となっており、初日の午前中には、外科と医療保険に関する特別シンポジウムが開かれた。台湾の外科医の最大の関心事はやはり、外科医療、特に手術に対する評価の低さである。手術点数についていえば、平均してわが国の医療保険の手術点数の十分の一であるという。わが国と台湾の国民一人当たりの所得の違いを考慮に入れても、かなり低い手術料である。そのため、台湾の外科医の収入は激減し、中小の外科医院では手術が行われなくなりつつあるとのことである。それどころか、医科大学の卒業生で、一般・消化器外科を志望する者が激減し、今年の卒後研修病院の外科レジデントの充足率は五一%で、四九%の欠員が生じているという。外科に人気がなくなりつつあるのは世界的な傾向であるが、それにしても、医療保険の導入以来、外科志望者が定員の半分しかいないというのでは、外科の将来が思いやられるのは当然である。

医療制度改革は、医学と医療の将来に直接的な影響を及ぼす。診療領域の技術が医療保険点数でどのように評価されるかによって、医療における人的資源も大きく移動する。医の心が問われる時代ではあるが、今の若い人たちは、はるかに現実的である。わが国の医療制度も変革期を迎えつつあるが、方向性を誤れば、医療の質の低下を招く。四月には国会でもこの問題が議論されるというが、十分な議論を尽くしたうえでの医療改革であってほしい。

（日本医師会雑誌第一一七巻・第七号「あとがき」より）

1997年
4月15日

医師ももっと発言しよう

健康保険法改正案、介護保険法案についての国会での審議がまもなく始まりそうな気配である。医療に携わる者にとっても、医療を受ける側にとっても、直接大きな影響があることなので、十分な論議が尽くされることを望みたい。

先日、京都で開かれた日本外科学会総会に出席した折に、来日した米国の外科医から次のようなことを聞いた。米国では医療に直接関係がある大切な問題が議会で論議される折には、医師会や医学会の代表が公聴会などで公式に意見を述べるのはもちろん、一人ひとりの医師もそれぞれ自分の州の上・下両院議員に手紙を書いて、医師の意見を議員を通じて反映させるのだそうである。

どのような手紙を書くのかというと、地区の医師会、学会の地区支部から、医師会、学会として主張したいことを書いた議員宛の手紙のサンプルが、会員一人ひとりのもとに送られてくるのだそうである。医師会の会員、学会の会員は、その手紙のサンプルをそのまま、あるいはそのサンプルの趣旨に沿って自分の言葉で意見を書いて、秘書にタイプをさせて、サインをして議員のもとに送りつけるということである。したがって議員のもとには、同じような手紙がどっと押し寄せることになる。

議会での採決の際に、その議員が賛否いずれに投票したかは、後に会員に通知されるという。

わが国の一部の学会でも、ようやく医療保険の問題が、パネルやシンポジウムのテーマの一つとして正式にプログラムのなかに取り上げられるようになったが、まだ米国のように国会議員のもとに送る手紙のサンプルを学会員に送り届けるところまでは至っていない。しかし昨今の医療保険改革案の動向を見ていると、わが国の学会や医師もそのくらいの労は惜しまずに、行動すべきときが来ているように思われてならない。

（日本医師会雑誌第一一七巻・第八号「あとがき」より）

1997年
5月1日

小児医療と移植医療

わが国では少子化対策が大きな問題となっている。いろいろな原因が挙げられているが、その根底には〝この国の女性にとっての住みにくさ〟があるように思われる。これはわが国の社会全体の問題であって、厚生省や労働省などの一、二の省庁が躍起になってもこの問題は解決しそうにもない。

本号の特集からは、少なく産んだ子どもをいかに健康に、大切に育てるかという現代の小児科のテーマが明瞭に浮き彫りにされている。病気の治療から、最近では予防、健診、相談へと小児科医療は変革しつつあるように思われるが、おそらくわが国はこのような小児科医療、健診の面では、世界でも最も進んだシステムを持った国であろう。

健康という概念のなかには、身体的なものだけではなく、精神的な健康もあることを忘れてはなるまい。学校における陰湿ないじめの問題や思春期の子女の非行が常に話題となっているが、このような子どもの精神面でのケアはどのようにしていったらよいのだろうか。問題は常に指摘されているのだが、対策が進んでいるようには思えない。

さて、臓器移植法案の審議が国会で始まり、本号がお手許に届く頃には衆議院での採決も終わって、脳死を人の死とするか否かの決着もついていることと思われる。新聞などのアンケート調査の結果を見ると、議員の間には脳死を法律で人の死と決めることには大きなとまどいがあることが感じられる。

いろいろな経緯があったにせよ、脳死を〝法律〟で人の死と決めなければ、移植ができないというわが国の移植医療の現状はかなり異常である。移植医療の先進国で、法律で脳死を人の死と決めている国はむしろ少ない。ヒューマニズムを法律で保障しなければできない、やらないという医療は、本当のヒューマニズムに根ざしたものなのだろうか。

（日本医師会雑誌第一一七巻・第九号「あとがき」より）

1997年
5月15日

学校保健の問題点

今年のゴールデンウイークは、前半と後半に二分されてしまったこともあって、行楽地の人出も例年ほどではなかったらしい。四月末にミュンヘンで行われた第二回国際胃がん会議に参加するため、ゴールデンウイークのさなかに国際線に乗ったが、往きも帰りもエコノミークラスに空席があり、ビジネスクラスはがらがらという状況で、円安傾向や景気の停滞がこのようなところにも影響を及ぼしていることが実感された。

会員のなかには学校保健にかかわっておられる先生方も多いと思われるが、昨年は病原性大腸菌O−157による腸炎の集団発生で、学校保健に新たな問題が提起され、何となく日常性のなかに埋もれていた感じもある学校保健の問題が、改めてクローズアップされている。

今年もそろそろ食中毒が多発する季節を迎えようとしているが、O−157の集団感染の感染経路や感染源の解明が一向に進まない状況のなかで、その対策は十分なのだろうか。学校給食という制度が存続していくなかで、このような感染、中毒の問題に学校医がどのようにかかわっていけばよいのか。これからの大きな課題であろう。

これからの学校保健における もう一つの大きな課題は、精神保健（メンタルヘルス）の問題であろうか。いじめ、不登校、薬物使用などがマスコミで話題になって久しいが、その対策の効果は上がっているのだろうか。子どもの心の健康を保つためには、教師の心の健康をケアすることが必要であるという指摘があるが、学校での問題は現代社会のひずみの問題でもあろう。

（日本医師会雑誌第一一七巻・第一〇号「あとがき」より）

新興・再興感染症

すでに二年以上も前のことになるが、アジア外科学会でバリ島に行ったときのことである。当時、バリ島帰りの日本人観光客が百人以上もコレラに罹患し、マスコミでも騒がれていたこともあって、バリ島ではコレラが大流行しているものと恐る恐る出かけたのであるが、現地に行ってみると、誰もが「流行などはない」という。よく聞いてみると、コレラにかかるのは日本人と韓国人だけだというのである。現地の人たちは、生まれたときからの環境のなかで免疫性を獲得し発病しなくなっているのであろう。

最近注目され、問題となっているのは、〝新興〟、〝再興〟の感染症である。いささか耳慣れない言葉であるが、emerging and re-emerging infectious disease の訳語である。一〇年ほど前から、C型肝炎、エイズ、MRSA(メチシリン耐性黄色ブドウ球菌)、結核などが話題となっているが、最近も病原性大腸菌O―157、ヘリコバクター・ピロリ、クロイツフェルト・ヤコブ病、インフルエンザ、ハンセン病などが、相次いで問題となった。

〝新興〟、〝再興〟の言葉が示すとおり、新しいものもあれば、いったんは予防対策や、薬物治療が著効を奏してほぼ制圧されたかに見えていたものが、勢いを盛り返してきたものもある。

医学の進歩によって新しく見つかったものもあるが、これらの多くは人為的な要素によって再燃してきたものである。人口の都市集中、高齢化、生活様式の変化、食物の生産手段や流通機構の変化などが深くかかわっているのである。先進諸国が人々の生活の便利さと快適さを追求し、環境汚染や環境破壊を省みなかった結果であり、まさに微生物のしっぺ返し、逆襲という言葉がふさわしい。われわれは、疾病に対してもこれまでよく制圧という言葉を使ってきたが、もう少し謙虚に共存していくことも考えないと、いつかは人類も他の生物に滅ぼされるときが来ないとも限らない。

（日本医師会雑誌第一一七巻・第一一号「あとがき」より）

1997年
6月15日

母体保護法と少子化

この数日蒸し暑い日が続いている。通勤電車も冷房を入れて走り、病室にも冷房が入りはじめている。梅雨入りも間近で、感染症や食中毒の増える季節でもある。会員諸氏には、ご自分の健康にも十分注意をしていただきたい。

昭和二三年に制定された優生保護法が、昨年九月に母体保護法として生まれ変わったことは会員の皆様もご承知であろう。優生保護法にあった「優生上の見地から不良な子孫の出生を防止する」という目的規定は、明らかに障害者を差別するものであり、優生思想は人権尊重と平等という日本国憲法の根本理念とは相容れぬものである。優生保護法の廃止は当然のことである。

現在わが国では、過度の少子化が問題となっている。これは、医療上の対策だけで解決する問題ではないことはいうまでもない。高齢化社会への対応については、政府も国民も、大きな危機感を持ってその対策の具体化に向けて取り組みはじめているが、その後に控えている少子化が社会に与えるインパクトについて、危機感を持っている人はまだそれほど多くない。

少子化の影響は、高齢化社会がもたらす問題以上に、じわりと効いてくるし、またその影響は永続的で深刻なものとなろう。太平洋戦時下のように、「産めよ殖せよ」という政府のかけ声に従う国民が、これからもう一度出てくるとは考えられない。姑息的な少子化対策を行っても、女性と子どもの人権が本当に守られる社会が実現されない限り、解決される問題ではない。身近なところでは、最近、産婦人科医を志望する卒業生が減少しているというが、これも大変気になるところである。医療政策、医療改革の影響は、こんなところにまで反映されてくることに気づく必要がある。

（日本医師会雑誌第一一七巻・第一二号「あとがき」より）

1997年
7月1日

臓器移植への姿勢

臓器移植を目的とする場合に限って脳死を人の死とすることを認める臓器移植法案が国会を通過した。一〇月からこの法律に守られてわが国でも心・肝の移植が可能になるが、法学者のなかには、この法律についての問題点を指摘する人が多い。

同じ脳死状態にある人が、人為的につくられた法律によって(目的によって)死体になったり、死体とは認められなかったりするということに疑問を持つのは、科学者の端くれでもある医師としては当然のことではなかろうか。以前にも書いたことがあるが、法律によって守られなければ臓器移植はやらない、できないというのがわが国の臓器移植である。臓器移植に反対する人からの告訴を恐れて移植を控えるということは、純粋にヒューマニズムに基づいた医療といえるのだろうか。欧米で心臓や肝臓移植を進めてきたシャムウェイ(Shumway)教授、スターツル(Starzl)教授、カーン(Calne)教授など、それぞれ何度も殺人罪で告訴され、裁判による無罪の判決を勝ち取って移植を進めてきたのである。お隣りの韓国で最初に肝臓移植を行った国立ソウル大学外科の金教授は、大学も周囲も反対する孤立無援の状況のなかで、自らの家を売り払って費用を捻出して移植を行ったと聞いている。

わが国のこれまでの移植医療を振り返ると、心臓移植、肝臓移植、死体腎移植のいずれの場合にも真実が語られてこなかった事例が数多くある。今回のような不自然な臓器移植法が成立した背景・遠因は、実はこのようなことを繰り返してきた移植医に大いに責任があることを考えるべきであろう。

わが国で始められた生体肝移植がスムーズに定着した背景には、主となってこれを実施してきた京都大学が、初めから節度を持って真摯に、総力を挙げて取り組み、医師と患者、家族、さらにマスコミともよい信頼関係を築き上げてきたことがある。

脳死からの移植が始められるに当たって、移植医の自省と自覚を期待している。医療にはヒーローやスターはいらない。

（日本医師会雑誌第一一八巻・第一号「あとがき」より）

1997年
8月1日

癌の治療

癌の診断と治療技術において、今や、わが国が世界のトップレベルにあることは疑いない。多くの臓器の癌で、すでにわが国の治療成績は欧米のそれを凌駕している。これは永年にわたる多くの先人たちの地道な努力の賜物である。

これまでその多くを手術に頼ってきた癌の治療であるが、手術で得られた膨大な資料の分析から拡大手術の限界が明らかにされ、縮小手術の適応もはっきりしてきた。さらに新しい技術の応用や、治療機器の開発によって、新しい治療法も次々と導入されつつある。すでに旧聞となったが、欧米の一部の治験成績をもとに、あたかもわが国の癌の治療法や診断システムが誤りであり、癌と闘うことは意味がないという誤解を生むような論調の書物が、都内の有名大学の医師によって著され、これが大きな反響を呼んでベストセラーとなった。

これによって癌治療に対する一般の関心が高まり、種々の論議を生むきっかけとなったことには、それなりの意義があったと思うが、そのために癌治療の現場で大きな混乱が起こり、癌患者やその家族に種々の誤解や不安をもたらしたことも事実である。
この書物の著者が、欧米とわが国の癌手術や治療の実態をどこまで正確に把握し、また癌に対する考え方や医療制度の大きく異なる欧米とわが国の癌治療の比較がいかに難しいかを理解していたかは、大いに疑問である。どのような意図でこのような書物が出されたのか不明であるが、患者の治療に責任を持たなければならない臨床現場の医師にとっては、最近のわが国の癌の診断と治療の実態がどのようなものであるのかをきちんと把握しておくことは不可欠である。

（日本医師会雑誌第一一八巻・第三号「あとがき」より）

1997年
8月15日

少子化と家族

少子化の時代を迎え、わが国の母子保健のあり方にも変化が起こりつつある。これからの乳幼児健診のあり方と育児の問題は重要である。

少子化がわが国の将来に及ぼす影響について、いろいろと警鐘が鳴らされているにもかかわらず、少子化の傾向には、いまだ歯止めがかかる兆しは見られない。わが国の人口は二〇〇七年をピークに、以後は減少に転じ、二二世紀には半減するだろうと予測されている。国土が狭いわが国では、七千万人ぐらいが適当という説もあるが、そこにたどり着くまでの間の高齢化社会をどのように支えていくのか、いまだ誰も、これという解答を持っていない。

わが国の社会構造・産業構造の変化は必然的に人口の都市集中をもたらし、男女平等の実現は結婚に対する意識変化や核家族化を促進し、出産や育児に対する考え方にも大きな変化が見られる。是非は別として、育児は家族が責任を持つという考え方から、社会が育児を支援するという考え方が導入され、その傾向はますます強まりつつあるように思われる。

母子保健法に定められた母子保健事業の種類の多さには、改めてびっくりさせられるが、これによってわが国の乳児死亡率が世界一低くなったことも事実であろう。かゆいところに手が届くようなキメ細かい社会からの支援が普及することは重要であるが、何といっても最も重要なのは家族、家庭からの支援であろう。親・兄弟という言葉があるように、家族は父親、母親、兄弟、姉妹があって構成されると昔から考えられてきた。一人っ子が悪いというのではないが、平均二人の子どもを持つくらいの余裕のある社会が実現され、わが国の少子化に歯止めがかかることを期待したい。

（日本医師会雑誌第一一八巻・第四号「あとがき」より）

1997年
9月1日

定額払いと医療

去る六月に国会で成立した医療保険改革の第一弾は、この九月から実施される。患者負担の増加による、外来などの現場での混乱が心配される。当分の間、会計の窓口は、その説明に追われることになろう。

また先日、医療保険抜本改革の厚生省案の第二弾が公表され、すでに種々の論議を呼んでいる。慢性疾患に対する定額払い制度の導入、薬価基準の廃止、大病院外来での五割負担など、根本的な変革の要素が含まれているので、広く各領域の専門家の意見を求めることが不可欠であろう。特に何らかの形で診療現場の状況を正確に把握し、現場の声が反映される必要がある。厚生省は定額払い制度を、さらに急性疾患にまで拡大することを計画しているが、定額払い制度の先進国である米国では、doctor's fee（医師の技術料）と hospital fee（入院経費）がはっきりと分離され、その前提のもとで hospital fee について定額払い制が行われていることをきちんと認識すべきである。卒業直後の新米医師でも、経験豊かなベテラン医師でも診療報酬のうえでは全く同じに評価されるという、世界にも例を見ない、技術や経験無視のわが国の医療保険の診療報酬制度を根本的に見直す、よい機会かもしれない。

患者の立場からは、定額払いの導入が粗診、粗療につながらないかという危惧がもたれる。病院経営株式会社（ＨＭＯ）主導の米国の管理医療（managed care）では、心配されていた粗診、粗療が現実のものとなり、患者から不満の声が上がっている。米国の専門領域の各学会は、これを是正するために大変な苦労をしているのが現状である。

（日本医師会雑誌第一一八巻・第五号「あとがき」より）

1997年
9月15日

医療費と健康教育

九月一日から、医療保険の患者自己負担率が変わり、薬価の自己負担も大きくなる。さらに数年後には、患者の自己負担率を大幅に引き上げ、薬価基準も廃止し、出来高払いから定額払いに変更するなど、大きな改革の準備が厚生省を中心に進められている。このような患者の自己負担の増加に頼る医療制度改革が、今後のわが国の医療にどのような変化をもたらすのか、予測は大変に難しい。

これまでのような平等給付、出来高払いの制度を維持することが、今のままでは困難であるということは、おそらく大多数の人が理解していると思うが、自己負担を増やすことによって受診率を下げ、医療費を抑制しようという今のやり方には大いに疑問がある。

薬漬け・検査漬け医療が厚生省や保険者団体から指摘され、マスコミによって喧伝されるようになってから久しいが、医師の技術料がきわめて低く設定され、薬の処方料や悪評高い薬価差益、検査料、個室ベッドの入院差額などに頼らなければ医業経営が成り立たないという、社会保険の診療報酬設定の基本構造に大きな問題があることには、厚生省もマスコミも口を閉ざしているのはなぜだろうか。

医師は薬を出しすぎると批判されているが、医師にかかったら薬をもらわないと気がすまないという患者も多い。医師に対する教育はもちろん重要であるが、国民一人ひとりに対する衛生教育、医学教育、医療制度教育は、さらに重要である。

今日のわが国の学校教育のなかで、健康教育、医学教育といえるものは、きわめて微々たるものである。医療に対する国民の正しい意識を形成していくことは、長期的な視野で医療のなかの無駄を省き、国民のための医療保険制度改革を進めるためには不可欠である。わが国の医療政策のなかで、学校での健康教育、医学教育は真剣に考えられているのだろうか。乳幼児期からの予防接種が多くの感染症に絶大な効果をもたらしたように、健康教育、医学教育も小学校から一貫してもっと充実する必要がある。

（日本医師会雑誌第一一八巻・第六号「あとがき」より）

1997年
10月15日

脳死移植が始まる

まもなく新しい臓器移植法のもとで、脳死からの屍体臓器移植が始まろうとしている。和田心臓移植で損なわれた臓器移植医療への信頼が、どこまで回復しているかが問われることになる。厚生省の指揮のもとに移植実施のための整備が進められているが、省内の縦割り組織のなかで、移植医療の実際にほとんど携わったことのない人々が、それぞれ委員会をつくって、いろいろと相談して、細部までこと細かにルールを決め、実施要項がつくられている。それゆえ、果たして実際に心臓や肝臓移植がわが国で普及するのかどうかが危ぶまれている。一部では、臓器移植法は〝臓器移植阻止法である〟という声さえ聞かれる。

ドナー・カード普及も積極的に進めようという気運があり、先日、私のところにもドナー・カードが送られてきた。しかし残念ながら、年齢的な限界から私が提供できるのは角膜ぐらいしかない。外国では、運転免許証と臓器移植のための臓器提供の意思の有無を連動させているところがあるが、移植臓器として利用される可能性の高い六〇歳以下の人たちのところに焦点を合わせるとすれば、わが国でも早急にこのような手段の具体化を積極的に進める必要がある。六五歳以上の高齢者がドナー・カードを持っていても、角膜以外はほとんど役に立たない。

最近、わが国で最初に、心臓や肝臓移植を実施するときには、全国から、あるいは必要があれば外国からも移植専門医を招いて万全の態勢で実施しようということが、専門学会で合意されたというニュースが伝えられたが、大変よいことである。米国で、またヨーロッパで、移植医療の先駆者であるスターツルやリレハイやカーンやグロートが、自分のところの移植患者に何か難しい問題が起これば、夜中でも、また外国へでも、同じ領域の専門医たちに電話をかけて意見を聞き、また助言を仰いでいるのを、若い頃の米国留学中に何度も目にしたが、移植というのは、まだそれが必要な医療なのである。

（日本医師会雑誌第一一八巻・第八号「あとがき」より）

1997年
11月1日

検診と健診

医療費の改定から一か月あまり、患者の流れや医療機関への影響はどうなるのだろうか。また肝腎の医療費の削減にはつながるのだろうか。最近、健診でコレステロールが高いことを指摘され、薬を飲みはじめたが、九月以後受診に要する医療費の自己負担分は確実に倍増した。医療費改定の厳しさを身をもって体験している。

「ケンシン」には健診と検診がある。「ケンシン」と発音は同じでも、健診と検診とでは月とスッポンほども違う。いずれも健康の維持と疾病の予防には重要であることはいうまでもないが、その効率性、特に費用効率については、なかなか判定が難しい。

特に、わが国では成人病対策の一つとして、公費による癌検診が盛んであるが、この癌検診が、果たして費用効率から見て有用であるか否かについては、欧米の医師たちは大いに疑問を持っている。日本の癌治療の成績が諸外国と比べて良好なのは、早期発見・早期治療が大きく寄与していることは明確であるが、外国では費用効率がまず論じられるので、公費による癌検診には否定的である。

わが国の経済は低迷を続けており、人口の高齢化とともに医療費の急増が問題となり、医療制度の抜本改革が進められようとしている。この状況のなかで、健診や検診はどのように変化していくのだろうか。気になるところである。

最近、成人病が〃生活習慣病〃と呼ばれるようになった。健診や検診の対象となっている多くの疾病が、子どもの頃からの食生活や生活習慣の蓄積の結果であることが指摘されている。健診や検診も重要であるが、小学校からの健康教育がさらに大切であることを強調したい。

（日本医師会雑誌第一一八巻・第一〇号「あとがき」より）

一九九七年一二月

1997年
12月15日

一二月に入って朝夕の冷え込みは厳しくなってきたが、日中はまだかなり暖かい。今年は世界的に異常気象であったというが、環境破壊が進んでそのつけが回りはじめたのであろう。

快適で便利な生活を享受しているのは、地球規模で見れば、ほんの一握りの人々にすぎない。文明と科学の進歩によって多くの疾病が克服されてきたが、一方では新たな文明病の出現と、いわゆる生活習慣病が増加し、先進国はその対策に悩まされている。

先般、中国の農村を垣間見る機会があったが、厳しくまた貧しい生活ではあっても、何世紀にもわたって変わらず素朴に、自然に逆らわず、自然とともに生き続ける姿を見るにつけ、世界で最長寿を誇る国の国民と、どちらが本当に人間らしい生活をしているのかを、改めて深く考えさせられた。

折しも地球温暖化防止京都会議が開かれているが、温暖化ガス削減目標の設定で一致を見ることは難しそうである。狩猟民族主導の弱肉強食の論理はまだ当分続くのだろうか。

今年を振り返ると明るい話題はあまりなかった。景気は相変わらず低迷し、銀行や証券会社までが相次いで倒産し、失業率も増加の一途をたどっている。

医療制度抜本改革の第一歩として九月から医療費の患者自己負担率が引き上げられたが、さらに、出来高払いから疾患別の定額払いへの移行、混合診療の導入などが矢継ぎ早に計画されている。日本医師会五〇年の歴史のなかでも、最も大きな変革期を迎えようとしている。

来年がよい年であることを願っている。

(日本医師会雑誌第一一八巻・第一三号「あとがき」より)

医療制度改革の視点

昨年は、生保、銀行、証券会社などの倒産が相次ぎ、失業率も増加するばかりで暗いニュースが多かった。明るい話題としては、フランスで開催されるサッカーのワールドカップ出場決定くらいしかなかったような気がするが、今年はどうだろうか。

今年は医療制度の抜本改革が急ピッチで進められようとしている。政府や厚生省は、次々にいろいろな施策を提案しているが、医療費をいかに削減するかという財政的見地からの施策ばかりで、何が、どのように「抜本的」なのか全く分からないものばかりである。抜本改革構想の一つに、ものと技術を分離し、医師の技術をきちんと評価することが明記されているが、医療費削減の論議のなかで、このことはまたも立ち消えになるのだろうか。

医療の経済性を無視して、今後の医療は存在しえないことは明白であり、経済面から医師の裁量権が制約を受けることは致し方ないが、国民の医療への期待がどこにあるかを無視して、医療費の削減を大前提として一歩も譲らない政府の方針には疑問がある。

医療への国民の期待に応えるためには、その根本となる医療政策の決定にあたって、医療の現場を最もよく知っている医師をはじめとする医療担当者の意見が、もっと反映される必要がある。今の政策決定に最も大きな力を持っているのは、医師でも患者でもなく、医療の現場をほとんど体験したことのない経済学者や評論家、実業家であり、また官僚であって、患者や弱者の声はほとんど届かない。このような人たちがつくった医療制度改革の施策の結果、生ずる矛盾や国民の不満を受け止めなければならないのは、現場の医師である。医師の代表としての日医執行部の一層の奮闘を期待している。

（日本医師会雑誌第一一九巻・第一号「あとがき」より）

1998年
1月15日

診療報酬の適正化

昨年の暮れに、中医協の報告を受け、診療報酬の引き上げは、「人件費等相当額として一・五%を認める」ということで一応の決着を見た。医療制度抜本改革の大きな柱である、ものと技術を分離し、技術を適正に評価するという点については、「技術の評価等に係る問題については、別途合理化等の措置による財源を捻出し、対応することを認める」という一項が与党三党の確認事項のなかに初めて明記され、これまで診療報酬の面では一顧だにされなかった、医師の技術評価についても考えようという姿勢が示されたことは評価できる。

ところで、民間の診療所や病院などの医療施設の経営基盤をなす現行の診療報酬が適正で合理的なものであるか否かについては、大いに疑問がある。現行の診療報酬体系では、技術が著しく軽視されていることは前述のとおりであるが、医療制度の抜本改革と謳うからには、現行の診療報酬が高い・安いという以前に、適正で合理的な算定方法がとられた結果かどうかを再点検することが必要であろう。厚生省の担当官に聞いても、「現行の診療報酬についての算定根拠は分からない。医療費の配分の問題でしょう」という答えしか返ってこない。全くのドンブリ勘定で決められているとしかいいようがない。

外科系学会社会保険委員会連合（通称、外保連）という組織があることは、ご存じの方も多いと思う。外保連では昨年一二月に「手術報酬に関する外保連試案」（第四版）をまとめて、発表した。手術報酬の構成要素を詳細に分析し、均衡のとれた合理的な手術報酬算定方式を具体的に提案したものである。おそらく、わが国では唯一の、理論的な根拠に基づいた診療報酬算定の提案であり、合理的な医療改革への医療現場からの提案として一読に値しよう。

（日本医師会雑誌第一一九巻・第二号「あとがき」より）

1998年
2月15日

世間の常識

世紀末というのは、何か独特の世相を生み出すものなのだろうか。とにかく、物騒な世の中になったものである。中学生、高校生、大学生による凶暴な事件が相次いで世間を騒がせている。普通(?)の会社員がピストルを所持し、学生はナイフを持ち歩いているという。

一方では、大蔵省をはじめ官僚の汚職が相次いで摘発され、どこまで腐ってしまったのか、底知れぬ感じがする。厚生省ばかりでなく、官僚のなかの超エリート集団とされてきた大蔵省までもが、このような有様ではどうなってしまうのだろうか。この問題について の橋本首相や政府高官の国会答弁を聞いても、庶民の常識と高級官僚と呼ばれる人たちの間に、大きなギャップがあることを感じるのは私だけであろうか。数万円以内の食事の接待なら許されるとも受け取れるような大蔵大臣の国会答弁を聞いて、庶民感覚との大きなズレに愕然とするばかりである。数万円といえば、普通の家庭では一か月分の食費である。明らかに桁が一つずれている。大蔵大臣でも、会社の社長でも自前で食事をするとなれば、一晩に数万円の食事はしないだろうと思うのだが。

昔から、「釈迦の説法、屁一つ」という諺がある。わが国を指導すべき立場にある人が平気で散々悪いことをして、しかも罰せられるのはほんの一部の人だけというのでは、子どもたちに、何をどのように教えても無駄のような気がする。また中学生のナイフによる殺人事件への対策が、学校での所持品検査というのでは、何ともなさけないとしかいいようがない。

私たち医師の世界も、大変に狭い閉鎖社会であるとの指摘を受けている。医師の常識が、世間の常識と知らずしらずのうちにずれていることもあろう。自戒したいものである。


（日本医師会雑誌第一一九巻・第四号「あとがき」より）

1998年
4月1日

医師とライフスタイル

生活習慣が成人病の原因のすべてではないので、〝成人病〟イコール〝生活習慣病〟とすることには疑問があるが、成人病の多くが、子どもの頃からの生活習慣と深くかかわっていることは明らかである。生活習慣が、成人になってからの病気の発症予防に重要であることを喚起する意味で、〝生活習慣病〟という呼称にはそれなりの意義がある。しかし、成人病をそのまま生活習慣病と言い換えることの是非については、学術編集委員会でも議論があった。結局、〝生活習慣病〟という呼称をそのまま特集のタイトルとして使うことは避け、「ライフスタイルと疾病」ということに落ち着いた。

いずれにせよ、小児期からのライフスタイルが、疾病の予防に重要であることは疑いがない。二一世紀の社会では、それぞれのライフスタイルが、医療ばかりでなく、人の一生のいろいろな場面で、今以上に大きな意味を持ってこよう。

どのようなライフスタイルが健康にとって好ましいかを頭の中で理解しているつもりでも、それを毎日の生活のなかで実行することは現実にはかなり難しい。禁煙や、適度の飲酒、体重のコントロールぐらいは自分の意思で何とかなるとしても、朝夕の満員電車での長時間通勤、不規則な食事時間、外食、労働基準法に定められた週四〇時間労働とは全く無縁の一日一二時間以上にも及ぶストレスの多い長時間の診療や、会議などの雑務に追われて、運動する時間を見つけることもままならない。いろいろと思い悩むことも多く、睡眠も浅く、短い。道楽をしている暇もないというのが、今の平均的な医師のライフスタイルであろう。

「医者の不養生」という言葉がある。思い切ってライフスタイルを変えなければと思うのだが、ますます劣悪化する昨今の医療環境のなかで、医師にとって、それは果たして可能だろうか。

（日本医師会雑誌第一一九巻・第七号「あとがき」より）

1998年
4月15日

大蔵省厚生局による医療制度改革

去る四月一日の定例代議員会で坪井会長が再選され、二期目に入った。一〇年ぶりの無投票当選とのことであるが、わが国の医療を取り巻く状況はますます緊迫し、医師会内部でゴタゴタしている余裕などないというのが実感である。財政構造改革と景気浮揚政策を同時に実施しなければならないという国政も危機的状況にあるが、政府主導による財政重視の医療制度抜本改革にどう対処していくかということも、国民にとっては最大関心事のはずである。

すでに医療費の自己(患者)負担増や、薬剤費の負担増が実施され、混合診療の導入もささやかれはじめている。これらはいずれも、これまで厚生省が堅持してきた国民皆保険制度の根幹にかかわるものであり、厚生省の先輩たちが営々として築き上げてきた「世界に冠たる国民皆保険制度」を、自ら放棄しようとしているといわれても仕方がない。

ある人が最近の厚生省の方針の転換を評して、「厚生省は大蔵省厚生局になってしまったのか」といっていたが、財政的見地を優先するのか、国民の健康・福祉を守る立場を優先するのか、まさに正念場であろう。昨年九月に医療費の患者負担率が増加されてから以降、高齢者や低所得者層の受診抑制が見られるというが、このようなことで得られる医療費の減少は、本当に喜んでよいことなのか、悲しむべきことなのか。今一度よく考えてみる必要があろう。

外国の二倍、三倍はザラという高額な薬価や医療器具・材料、検査費用、手術料の赤字を個室ベッドの差額でかせぎ、病床稼働率を九五％以上に維持しなければ成り立たない病院経営。薬剤費や医療費の自己負担を増やす前にやらなければならない制度改革は山ほどある。

四月一日から診療報酬点数の一部改定が実施された。昨年四月に発表された与党協の「医療制度改革の基本方針」が、どのように具体化されたのか、また少しでも生かされたのか、全く見えてこない。

（日本医師会雑誌第一一九巻・第八号「あとがき」より）

1998年
5月1日

現代社会の精神的諸問題

子どもが子どもを殺し、親が子を殺し、子が親を殺す。中学生が大人を襲い、学校でのいじめによる自殺が跡を絶たない。コンビニや現金輸送車が襲われ、教師がテレクラを経営する。オウム真理教による無差別殺人もまだ記憶に新しい。阪神・淡路大震災が人々に与えた傷あとは深く、その後遺症はいまだ癒えそうにない。バブルがはじけ、大型倒産が相次ぎ、失業率の上昇も止まりそうになく、学校を出ても就職は容易ではない。

一生懸命に働いてきたのに、高齢化社会を目前にして、年金は目減りし、受給開始年齢が上がり、医療費や薬剤費の自己負担が増え、老後がますます心配になる。景気は低迷し、出口は見えない。一方で官僚の汚職がはびこり、綱紀の粛正はかけ声ばかりで、行政の無責任体制は改まりそうにない。世の中には、まさに不信と不安が渦巻いている。

「現代社会の精神的諸問題」の根源は、このような現代社会のなかにある。これらを理解し、それに対処することは容易ではない。

病気は人を選ばない。あらゆる階層の、あらゆる世代の、あらゆる種類の人たちが医師のもとを訪れる。患者さんの心をどこまで理解することができるか、とても自信はないが、「現代人の心」を少しでも理解するように勉強することは、一人ひとりの医師にとっては大切なことだと思う。

現代社会の精神的課題の解決には、周囲や社会の手助けが必要であり、当事者個人だけで解決するのには難しい面がある。しかし、現代社会がその手助けすらできない社会になりつつあるような気がしてならない。

（日本医師会雑誌第一一九巻・第九号「あとがき」より）

1998年
5月15日

少子化社会の展望

五月の連休もいつのまにか終わって、まもなく梅雨の季節を迎えようとしている。連休中には東京湾へ乗っ込みの鯛を釣りに出かけたが、今年は人出も例年ほどではなかった。やはり世の中が不景気なせいだろうか。

本号には、平成九年度乳幼児保健講習会の記録が掲載されている。テーマは「少子化社会の展望」である。高齢化社会の到来を迎えて、その対策が急ピッチで進められているが、どの程度まで実現できるのか危ぶまれている。高齢者を支えるべき年齢層の人々は減少するばかりで、このままではアジアの近隣諸国の人々の助けを借りなければならなくなるのではないかと危惧されている。しかし少子化の傾向には、まだ歯止めはかかっていない。

一五歳未満の人口が総人口の一五%を割ってしまったという記事が新聞に出ていたが、このままでは、さらに少子化が進むと予測される。少子化の問題点が指摘され、原因や対策が論じられているが、この問題は高齢化対策よりももっと難しい。

子どもを生むのは女性である。子どもを育てるのもわが国では主として女性である。わが国の少子化の問題は、少なくとも今のところは男性の立場からの問題点の指摘や対策が論じられていることが多く、問題の核心を知る当事者としての女性からのこの問題に対する発言はあまり目立たない。男女平等とはいっても、わが国はまだまだ男性中心社会である。わが国は女性にとっての働きやすさが、ＯＥＣＤに加盟している二三の先進国中、一九位だそうである。女性と男性が平等であることを、女性が本当に実感するようになったとき、初めて少子化の問題は解決されよう。それまでは、いくらお役所や知恵者が鉦や太鼓を叩いても改善される見込みは少ない。ひるがえって、医師の世界にも女性の進出はきわめて顕著であるにもかかわらず、日本医師会の執行部にいまだに女性の役員が一人もいないのは、いかがなものだろうか。

（日本医師会雑誌第一一九巻・第一〇号「あとがき」より）

1998年
6月1日

「臓器移植」への取り組み

臓器移植は、私が外科医として興味を持って勉強してきたテーマの一つである。一九六〇年代の後半には、臓器移植で世界の最先端にいたこともある。米国ミネソタ大学に留学していた頃で、すでに三〇年以上も前のことであるが、ミネソタ大学外科の移植チームの一人として、世界で最初の膵臓移植、小腸移植の手術にも参加した。当時は、米国でもようやく心臓移植や肝臓移植がシャムウェイ博士や、スターツル博士によって始められた頃であったが、ミネソタ大学の外科は、シャムウェイ博士や南アフリカのバーナード(Bernard)博士などがレジデントとして外科のトレーニングを受けたところである。移植外科では当時から世界をリードしていた。当時、私がかかわっていた膵臓移植では、世界で最初の臨床例を実施し、その背景となった基礎研究でも最先端を誇っていた。

脳死の状態の患者から初めて膵臓を摘出したときは強烈な印象を受けた。それまで患者さんの手術しかしたことのなかった私にとって、脳死体の手術は異質で異様なもので、決して忘れることができない。帰国後も東京女子医科大学や聖マリアンナ医科大学で腎移植を続け、移植学会の理事や、膵移植研究会の会長を永い間務めた。いつの日にか、わが国でも心、肝、膵などの移植が始められることを願い続けてきたが、三十余年を経た今も、わが国では、腎臓移植以外は普及する兆しは見えない。

ようやく臓器移植法が施行され、移植に向けての気運は高まってきたかに見えるが、移植に対する姿勢は外国とは微妙に差が見られる。わが国では、すべてが行政や法律で決められている。当然のことであるが、患者さんからの視点、患者さんとその家族への配慮、患者さんの自己決定権、選択権がもっと尊重されてもよいのではなかろうか。「一点の曇りもない公明正大さ」は大切であるが、誰の視点から見てのものかも、同様に重要である。移植においても患者のインフォームド・コンセントが尊重され、患者が望む医療が一日も早く実現されることを願っている。

（日本医師会雑誌第一一九巻・第一一号「あとがき」より）

1998年
7月1日

国際化の時代

本格的な梅雨入りで、うっとうしい日が続いている。サッカーのワールドカップが始まり、初出場の日本代表が緒戦で強豪アルゼンチンに惜敗(?・)した。善戦したという見方もあるが、勝負である以上、勝たなければやはり駄目である。加えてチケットの空売りに引っかかって折角の観戦機会をふいにした日本人が数千人も出たという。なぜこんなことになったのかは、これから明らかにされることだろうが、要は日本の旅行業者が、大手を含めて軒並み騙されたということである。

日本人の旅行者が海外でいろいろなトラブルに巻き込まれて被害に遭う事例が跡を断たないが、そのお世話をしている専門の旅行社までもが、まんまと騙されたというのでは、笑い話にもならない。お役所に守られて何となく国内では通用しているつもりでも、いざ国際舞台に出ると必ずしも通用しなくなる国際性の甘さの一端がここでも垣間見られた気がする。

最近は、世界各地で多くの国際的な医学会が開かれ、わが国からも数百人の規模で医師が参加する学会も少なくないが、参加人数の割には学会場での日本人のかげは薄い。国際化の時代というが、国際化というのはどういうことなのかを、もう一度問い直してみる必要があろう。

（日本医師会雑誌第一二〇巻・第一号「あとがき」より）

1998年
7月15日

国際感覚の欠如

サッカーのワールドカップもいよいよ決勝トーナメントが始まって、連日熱戦が続いている。残念ながら日本チームは三戦全敗に終わってしまった。予想どおりの結果といえばそれまでだが、勝てそうな試合もあっただけに何となく後味が悪い。衛星中継で日本の試合を見ていて感じたことだが、これではまだ勝てないなというのが実感であった。

解説を担当していたラモス氏が、日本選手の戦いぶりの不甲斐なさを叱っていたが、一部の選手の戦いぶりに気迫が感じられなかったことは情けない。技術や経験以前の姿勢の問題だろう。前日にオランダに大敗した韓国の選手たちの死力を尽くしての戦いぶりには、技術の差はいかんともしがたいものの、ガッツが感じられたのに対して、日本のジャマイカ戦では、日本チーム全体としてそのような意気込みが感じられなかった。途中出場の呂比須が見せたような気迫を日本選手全員が終始持っていたかどうか、疑問が残る戦いぶりであった。

当分の間はいろいろな批評が加えられることだろうが、総じていえば、ラモス氏やセルジオ越後氏などの元外国人選手たちの厳しい見方に対して、日本人の批評家は大変に甘いという印象を拭いきれない。前号の「あとがき」でも〝国際性〟ということに触れたが、国際性というのは外国で〝一人前〟として通用することだと思う。

国際化時代にもかかわらず、最近いろいろな場面で、日本や日本人の国際性や国際感覚の欠如が指摘されているが、サッカーの世界に限らず、政治、経済からジャーナリズムの世界に至るまで、まだまだ日本でしか通用しない甘さや独善性がまかり通っているのではなかろうか。このようなやり方がいつまでも通用するのであれば結構だが、日本のサッカーのように、いつのまにかずるずると負けていたということになったら、取り返しがつかない。何事も手遅れになる前に、抜本的な対策をとることが大切である。

（日本医師会雑誌第一二〇巻・第二号「あとがき」より）

1998年
8月1日

国民の望む医療改革

七月一二日投票の参議院選挙の結果、橋本内閣が退陣に追い込まれた。これほどまでに自民党が大敗すると予測した人はほとんどいなかったと思われるが、今回の選挙結果は最近の政治・経済政策に対して、国民が明確にノーという答えを突きつけたものとして注目される。すでに後継者選びが始まっているが、これまでの路線がそのまま踏襲されることにでもなれば、わが国の経済はさらに落ち込み、アジアの経済に大混乱を及ぼすことが危惧されている。今や、日本だけ独自にという考え方・やり方が通用しなくなったことに気づく必要があろう。

抜本的な医療改革が始まろうとしているが、国民が医療に何を期待し、どのような制度改革を望んでいるかを的確に把握しなければならない。政府主導の改革が、国民の意志であり国民の利益につながるという、お役所主導の旧来のやり方には限界がある。もっと医療現場の声が反映される医療改革を国民は望んでいると思うのだが。

（日本医師会雑誌第一二〇巻・第三号「あとがき」より）

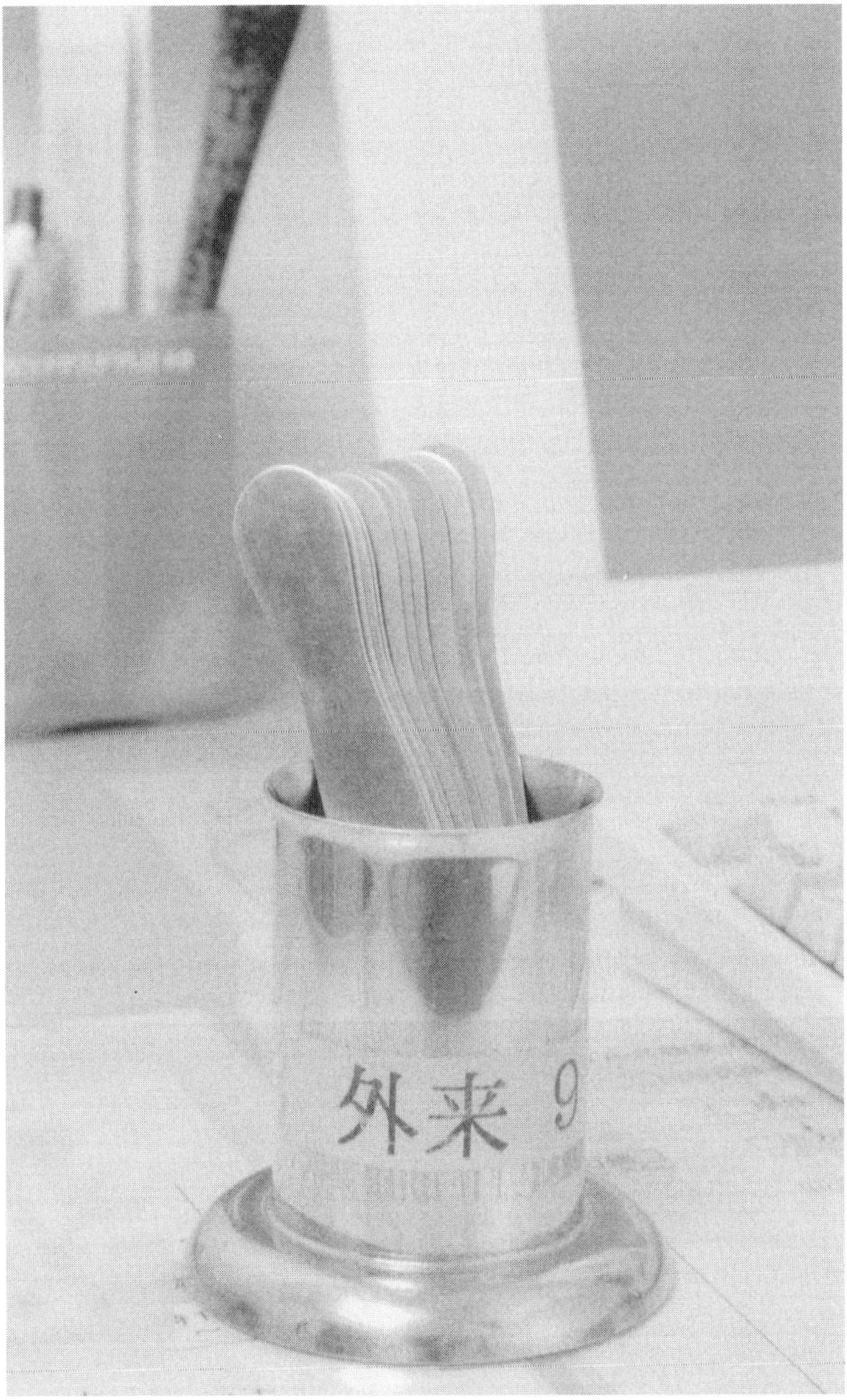
外来 9

1998年
8月15日

臨床医に求められる資質

本号には、平成九年度学校保健講習会の記録が掲載されている。あらためて学校医の役割の重要さと、大変さを認識させられるが、その仕事が多岐にわたり、きわめて広汎なことを考えると、果たして一人の学校医でカバーしきれるものなのか、疑問である。学校の教職員の一人として、校長、保健主事、養護教諭などの学校保健関係者とのチームワークが大切であることはいうまでもないが、「養護教諭からみた学校医の理想像」は注目に値する。いわく、「新しい医学知識を吸収している人」、「教育問題に関心があり、それを正しく理解できる人」、「学校医は、その学校の職員の一人であり、その学校の生徒の教育の一端を担っているという意識の持てる人」、「相談しやすい人」、「時間に正確な人」、「生徒に対して親近感の持てる人」、「特権意識のない人、弱者の気持ちが分かる人」、「生徒の持つ背景を理解しようとする人」、「自分で定年を決めることができる人」等々である。学校医に基本的に求められる要件といえようが、職場のチームメイトからの意見は具体的であり、現実味がある。わが国の学校医制度がこれまで学校保健の向上に果たしてきた役割は高く評価されるが、学校が直面している多くの難問に対処していくためには、学校医も認識を改めて、変わっていかなければならないということだろうか。

　学校医の理想像として挙げられたこれらの要件は、当たり前のことばかりであるが、「生徒」を「患者」に置き換えれば、そのまますべての「臨床医」に求められる資質といってよい。診療所で、あるいは病院で、毎日一緒に働いている看護職員、コメディカルの人たち、事務職員などが医師をどのように見ているか、何を求めているかを考えさせるものである。

　医師に対する社会一般の目は厳しくなる一方である。当たっている批判もあれば、誤った情報や、認識不足によると思われる批判も決して少なくない。お役所やマスコミの情報だけでなく、医師の生活、医療の現状を国民に正しく伝える医療現場での努力がさらに必要であろう。


（日本医師会雑誌第一二〇巻・第四号「あとがき」より）

1998年
9月1日

科学技術の進歩と医の倫理

子どもが欲しいのにできないことは、当事者や家族にとってきわめて深刻な問題である。その深刻な悩みは、他人には到底計りしれない。不妊の原因解明と治療は、これらの人々に大きな福音をもたらすことになる。

不妊症の治療が進んだといっても、その成功率はまだまだ満足できる数値ではないようである。

最近のバイオテクノロジーの進歩はめざましく、今やクローン動物もつくることができる時代である。体外受精の手法や技術は一段と進歩し、単なる不妊症の治療から生殖医療という言葉や概念が必要な時代である。

このことは不妊症治療に新たな光明を投げかけ、同時に大きな課題を持ち込むことになった。長野県の産婦人科医による非配偶者間の体外受精が、産婦人科医の間に大きな論争を呼んだことは記憶に新しい。最近は自然科学の進歩に基づく医療問題でありながら、自然科学者や医療者だけの議論や判断では到底解決できない、いろいろな問題が増えてきた。

特に脳死や安楽死、人工授精や胎児診断など「生」と「死」に直接関連する問題は、医療者が直接にかかわらなければならない場面ではあるが、医療関係者だけではなく、もっと広く、深い議論が必要である。医における倫理が説かれ、これが医療者の判断基準となり、またこれが、ときには錦の御旗のように振りかざされる場合がある。しかし、医の倫理といえども絶対的、不変なものではなく、時代、民族、習慣、宗教、社会の成熟度等々により、またときには国家権力や経済の状態により変わりうるものであることは、歴史を振り返れば明らかであり、多くの事例がある。

体外受精、胎児診断、臓器移植などは科学技術の進歩により、もたらされたものであるが、このような急速な科学技術の進歩に、人の意識や心はついていけるのであろうか。「このような事態を招いたのは人文科学者の怠慢である」と述べた文学者がいるが、これまでの思想や哲学だけで対応しきれるかどうか、疑問である。といって、このような局面に政治や法律や行政が性急に、また過度に介入したり、ましてや多数決の論理を持ち込むことは避けなければならない。また、そんなことをしても真の解決には決してならないことは、わが国の臓器移植法成立後の脳死臓器移植の推移を見ても明らかだと思うのだが。

（日本医師会雑誌第一二〇巻・第五号「あとがき」より）

1998年
9月15日

医療改革のつけ

和歌山県の毒入りカレー事件は不可解な点が多く、人々に大きな不安を与えている。また、先頃の集中豪雨は、東日本の各地で河川の氾濫や崖崩れなど、大きな災害をもたらした。災害に遭われた方々には、心よりお見舞いを申し上げる。

国会では、銀行の不良債権処理や、長銀と住友信託の合併問題をめぐって集中審議が行われているが、一足早くロシアの経済破綻が世界経済に大混乱を引き起こし、世界中が大恐慌をきたしかねない状況が続いている。わが国の経済の低迷は長期化し、失業率も増加するばかりで、状況が好転する兆しはいまだ見えていない。

先日はまた、北朝鮮が日本の頭越しに太平洋に向けて新型ミサイルを発射して世界を驚かせたが、ここで露呈されたわが国の情報収集能力の欠如は、国民を不安に陥れている。

二一世紀へ向けて何とか辻褄を合わせていかなければと、いろいろな分野での抜本改革が叫ばれている。「医療改革」もその一つである。医療の分野では、医療費の自己負担の増加など、その第一歩が昨年からすでに始まり、その影響は受診率の低下や病院経営の悪化という形で確実に現れはじめている。このままの状況が続けば、おそらく米国で数年前から見られているように、病院の合併など病院経営の抜本的な改革が迫られることになると思われる。医療制度の発展の歴史や人々の生活環境の異なるわが国で、それがどのような影響を与えるのか、予測することは大変に難しい。誰もがうまくいくことを望んでいるのだが、もし失敗しても、改革案をつくった担当者はすでに他の部署に移り、誰も責任をとる必要のないのが、わが国の行政システムである。銀行破綻のときのように、お上が私立の医療機関を救済してくれるとは、とても思えない。失敗の責任は放置され、つけは医療者と患者に回されるのである。医療改革に対しては、医師も患者も、もっと発言することが必要と思うのだが、どのような改革が検討されているのか、われわれが知りうる情報はあまりにも少ない。

（日本医師会雑誌第一二〇巻・第六号「あとがき」より）

1998年
10月1日

〃かぜ〃の知識をリフレッシュ

一年に一度も〃かぜ〃をひかない人はあまりいないだろう。〃かぜ〃はcommon disease（普通の病気）のなかでも、最もポピュラーなものである。

いわゆる〃かぜ症候群〃にもいろいろあって、卵酒でも飲んで寝ていれば簡単に治ってしまうものから、扁桃炎、急性咽頭炎、上気道炎などを合併して、きちんとした治療を受けないと遷延化するものまである。毎年冬に話題となるインフルエンザには、一段と注意が必要である。

一口に〃かぜ〃といっても、ピンからキリまである。医師にとっては、そのピンとキリとをはっきり区別して診療に当たることが必要だし、患者さんにとっても、薬局でかぜ薬を買って飲んでいれば治るのか、医療機関に行くべきなのかを判断することが大切だろう。わが国では、「〃かぜ〃ぐらいですぐ病院に行く」と批判する向きもあるが、〃かぜ〃のときには、地域の診療所のかかりつけ医にすぐに診てもらうというのは悪いことではない。昔から〃かぜは万病のもと〃といわれているように、ばかにできないのが〃かぜ〃である。

本号の特集は、この〝インフルエンザとかぜ症候群〟である。天高く馬肥ゆる秋に〝かぜ〟を特集するのはいささか季節外れの感もあろうが、まもなく流行の季節を迎える。それに備えて今のうちから勉強しておこうという意図である。医師にとって〝かぜ〟の知識をリフレッシュして、常に最新の情報を持っていることは、きちんとした診療をするために不可欠であるが、まとめて勉強する機会は意外に少ない。新香港型インフルエンザが新聞などで話題になったことは記憶に新しいが、今年はどうなるのだろうか。

医療費、薬剤費の自己負担が増えてから、外来患者の受診率が減少している。〝かぜ〟による受診率がどう変化していくのか興味深くもあり、また心配でもある。

（日本医師会雑誌第一二〇巻・第七号「あとがき」より）

1998年
11月1日

在宅医療と往診

今年の台風は各地で大きな被害を引き起こしている。先日の台風一〇号も、青森や長野のリンゴ農家に大変な被害を与えたことが報道されている。手塩にかけた作物が一夜にして大損害を被っても、天災であれば怒りをどこへぶつけたらよいのか。出稼ぎに出ようにも、この不景気ではそれもままならぬのではあるまいか。

私の父は開業医であった。午前中の外来診療を終えて、午後になると、患家へよく往診に出かけていた。もう三〇年以上も前のことであるから、自転車か徒歩での往診であった。

開業をはげましくれぬ君も吾もペダル踏みゆく町医者にして
自転車にて川南通りを往診する老医君を見てわれは奮いき
小松三郎

アララギ派の歌人でもあった父の和歌である。このように当時は東京でも、患家への往診に出かける近所の医師同士が、道ですれちがうという風景は、珍しくなかったのである。

往診は医業の大切な領域の一つである。往診から在宅医療へとその流れが変わっても、根幹にある医療における思想は変わっていない。そして、在宅医療は往診によって成り立つ医療行為である。制度的にも、また診療報酬の面からも、最近はかなり整備され、医師や医業にとって一つの選択肢になりつつあるが、いまだ十分とはいえない。特に患者サイドから見ると二つの大きな心配がある。一つは夜間や休日に症状が急変した場合、すぐに来てもらえるのだろうか、もう一つは症状が悪化したときには入院させてもらえるのか、という点である。患者自身や患者を抱える家族にとって、これらは大切なことである。二四時間の連携体制がとられている医療機関や、いつでも入院させてくれる支援病院はまだまだ十分ではない。在宅医療の将来は、このような体制が整備されるかどうかにかかっていると思うのだが。

（日本医師会雑誌第一二〇巻・第九号「あとがき」より）

1998年
12月1日

管理医療による米国医療の変貌

長年にわたって『ライフ』誌のカメラマンとして活躍したユージン・スミス（Eugene Smith）は、アンセル・アダムス（Ansel Adams）やロバート・キャパ（Robert Capa）などと並ぶ、米国の最も高名な写真家の一人である。数々の傑作を残しているが、なかでも南部の片田舎で一人黙々と働く青年医師を撮った『country doctor（田舎医師）』、黒人の妊婦を温かく見守る黒人助産婦を撮影した『midwife（助産婦）』などの連作は、医の原点を見事にとらえ、見る者に深い感動を与える。心ある医療を描いたこれらの写真は、一言の説明も要しない。米国の医師ならば、ほとんどの人たちが一度は目にしたことのある写真連作であるが、目にされた方も少なくないと思う。

これらの連作は一九四〇年代後半から一九五〇年代初めに撮られたものである。それから約半世紀を経て、米国医療は大きな変貌を遂げた。特に最近のDRG／PPS（診断群分類による定額払い制度）を導入した営利追求型の管理医療（managed care）の普及は、これまで世界をリードしてきた米国医療や医学教育の原点を揺るがしつつあるように見受けられる。病院の合併や再編成によって経費削減と効率化を図り、開業医を系列化して傘下に吸収しようとする病院群の出現は、患者が医師や病院を自由に選択して受診することを制限し、一方、医師には種々の「口止め条項（gag clause）」を守ることを病院への雇用条件として、医療の管理体制を強化している。なかには「病院経営会社が認めていない検査や治療法については、患者に説明してはならない」というように、インフォームド・コンセントにおける患者への情報提供までも制限するものや、医師の裁量権を極端に制限するような条項もあって、医の倫理にも影響を与えかねない。今回の特集のテーマは「心ある医療」であるが、ともすれば経済最優先の社会情勢下、わが国の医療改革が、米国の轍を踏まぬことを願うものである。

（日本医師会雑誌第一二〇巻・第一一号「あとがき」より）

1999年
1月1日

医療費の削減という抜本的改革

いよいよ、二〇世紀も今年と明年の二年を残すのみとなった。二一世紀になるからといって非連続的に急激な変化が起こるわけではないけれども、一つの大きな節目であることは確かである。昨今、〝二一世紀に向けて〟というのが合言葉のように使われている。次なる目標に向けて現状を改革しようという意気込みを感じとり、人々の意志統一を図るうえで大いに役立てば結構なことである。願わくは、これが掛け声や空念仏に終わることなく、一つひとつ着実に実現されていってほしい。

医師や患者、患者の家族にとって今年の最大の関心事は、一昨年から始められた医療の抜本的改革の行方である。今回の医療改革にはいろいろな目標が掲げられているが、改革の原点が増加する医療費の削減であることは明白である。そのための手段として検討されているのが、病院や診療所の機能別分化の促進と、診療報酬の出来高払いからＤＲＧを利用した一括定額払いへの転換である。

医療費の無駄を省き、医療の経済効率を高めることに異論を挟む余地はないが、今、厚生省が行おうとしている改革の最大の動機と目標が、医療費の抑制としか見えないのは淋しい限りである。アメとムチをちらつかせた政策誘導と経済誘導によって、患者や医療機関をコントロールすることに熱中し、患者の利益や権利が損なわれることが許されてはならない。国民の健康と福祉を守るべき立場の行政府が、国民に負担と犠牲を強いる施策を次々に打ち出すのは、どうにも納得がいかない。

先日、あるテレビのニュースキャスターが、今の経済不況は「厚生省不況だ」と述べていた。年金が目減りし、医療費の自己負担が増え、介護も厳しく制限されて、果たして介護を受けられるかどうか保障がないのでは、消費者は老後に備えて自ら貯金して自衛するほかないというのである。いくら政府が銀行に税金を注ぎ込み、減税をしても、老後に不安を持つ消費者は貯金してしまうので、消費は拡大しないというのである。多分、それが現実だろう。

医療費の増加に悩むのはわが国だけではない。世界的な現象である。何らかの改革が必要であることは、誰もが感じていることであるが、国民が納得できる医療改革であってほしい。

（日本医師会雑誌第一二一巻・第一号「あとがき」より）

1999年
1月15日

二一世紀の国民医療

昨年一〇月から一二月までの三か月間、厚生省の医療保険福祉審議会制度企画部会の下部組織として設けられた診療報酬作業委員会に出席して意見を述べる機会が与えられた。医療制度の抜本改革に向け、現在の診療報酬体系の問題点を明らかにして、今後の診療報酬体系をどのようにすべきか、その具体策を示すことがこの委員会の目的である。医療、歯科医療、看護の担当者、薬剤師、保険者、さらに医療経済、福祉などの学識経験者等々、二〇余名がほとんど毎週のように集まり討議を重ねた。一昨年九月に与党協がまとめた「二一世紀の国民医療—良質な医療と皆保険制度確保への指針」をどのように実現するか、その具体策の叩き台づくりが行われたのである。

医療資源の効率的利用と医療提供システムの整備によって、医療費の抑制と良質な医療の提供をどのように実現するかが中心的な検討課題であった。厚生省としては、医療機関の機能別分化の促進、入院期間の短縮、疾患別定額払いの拡大を、これらの実現のための基本方針としているように見受けられた。しかし、このような医療費抑制を最優先とした政策誘導による医療改革は、ともすれば、高齢者や低所得者層などの弱者に多くの負担を強いることになるので、医療現場を担当する医師側からは批判的な意見が続出した。

このような委員会に出席していつも感じることだが、わが国のこのような委員会に、一般の代表（患者代表）が入っていないのはどうしてだろう。いきおい医師が患者の立場を代弁せざるをえないが、医師がいろいろいっても他の領域を代表する人たちからは、なかなかそのまま素直に受け取ってもらえないとの印象を拭いきれない。また、このような論議をするための医師側のデータ不足も目立つ。行政が持つ膨大な資料、経済の専門家の緻密な分析に対抗するためには、もっと説得力のあるデータを持つ必要がある。

（日本医師会雑誌第一二二巻・第二号「あとがき」より）

1999年
2月1日

学術集会に対する警鐘

昨年暮れに、私が関係しているある学会に、製薬会社がつくっている団体から「国内学会等の開催費用の寄付について」という文書が送られてきた。今後、学会などに対する寄付依頼については、わが国の主要な製薬会社が加盟する当該団体が窓口となるので、これまで、学会長が製薬会社に対して個別に依頼してきた学術集会への寄付の要請をやめて、今後は当該団体の事務局へ申し込んでほしいという主旨が書かれ、さらに当該団体が一括対応する学会のリストが添えられていた。

数年ほど前から、一部の学会に対してはこのような方式が適用されていたが、今回はその対象とする学会を六〇余りに拡大し、またこの団体に加盟する製薬会社も八〇社ほどに増えたという通知である。

きたる四月に開催される日本医学会総会は、もちろんこの対象として指定されている。また、日本医学会に加盟しているわが国の多くの主要学会もこの対象とされている。わが国の医学関係学会や研究会の総数は八百とも一千ともいわれており、これらが集会を開くたびに、関連する企業は協賛や寄付を依頼されるので、それぞれの会社が個別には対応しきれなくなったというのが、このような方式を採ることになった主な原因であろう。

昨今、医療費、医療資源の効率的な利用が種々な角度から検討されているが、医学関係学会や研究会についても、その必要度や経済効率を再検討することが求められているのではなかろうか。似たような研究会や学会は統廃合が必要だろうし、学術集会についても合同開催や、隔年開催を検討してよいものもあろう。特に研究会は漫然と継続すべきものではなく、その目的を早く達成し、達成された段階で解散することが必要である。

皮肉な見方かもしれないが、製薬会社加盟団体からの今回の寄付方式変更通知は、医学界内部の、学術集会に対する厳しい自己規制や自己評価の欠如に対する一つの警鐘のようにも思われるのである。

（日本医師会雑誌第一二一巻・第三号「あとがき」より）

1999年
2月15日

医療事故の再発を防ぐために

過日報道された某公立大学附属病院における手術患者の取り違え事件は、すべての医師にとって大きな衝撃であった。それぞれの立場の医師にとって、受け止め方は異なると思われるが、手術に直接携わっている外科系の多くの医師にとっては、他人事ではなく、また、とても信じられないというのが、第一の、率直な感想ではなかろうか。

大学病院のように細分化された大きな病院で、手術患者が病室を出てから手術を受けるまでには多くのプロセスがある。病棟からの送り出しに始まり、手術部の入口での患者の受け渡し、手術室での患者の受け渡し、麻酔医によるチェック、受持ち医の立ち会いのもとでの麻酔医による麻酔導入、受持ち医を含む手術チームによる手術開始、というのが最も一般的なパターンであろう。

報道によると、これらのプロセスの中で、さらに手術が終了するまでの間に、何人かの関係者が多少の疑問を持ったようであるが、きちんと確認がなされぬままに手術が開始され、進行し、終了してしまったという。しかも同時に進行した二人の手術患者で事故が起こってしまったということは、到底信じがたいことである。

この事故は現在調査中で、いずれ詳細が明らかにされると思うが、医師と患者の関係が一体どうなってしまっているのか、大変気懸かりである。結末のつけようによっては、手術を行う外科系の医師すべてに対する信頼が、根底から揺るがされかねない重大な問題をはらんでいることを認識すべきである。

某紙の朝刊に、医師を含む民間団体が、このような事故の再発を防止するためのガイドラインをつくってインターネットを通じて発表したという記事が載っていたが、外科医の一人として大変恥ずかしい思いである。これは外科医の集まりである外科学会なり、医師の団体が率先してなすべきことであって、行政や管理者、ましてや第三者から指摘されるようなことではないと思うからである。

（日本医師会雑誌第一二二巻・第四号「あとがき」より）

1999年
3月1日

自身で考える環境、健康

二月の初め、テレビで埼玉県所沢市のホウレンソウが高濃度のダイオキシンに汚染されていると報道されてから、ダイオキシンによる野菜の汚染が関心を呼んでいる。所沢産、埼玉産の野菜の価格が暴落し、スーパーの店頭から姿を消すなど、地元は一時パニック状態であった。いわゆる環境ホルモン(外因性内分泌撹乱化学物質)に対する関心が一段と高まっている。

本号では、この環境ホルモンの問題を特集しているが、この企画はすでに一年近く前につくられたものであって、ことさらこの時期を狙ったものではない。日本医学会も昨年暮れのシンポジウムで環境ホルモンを取り上げているが、国民の健康を守る立場にある医師の一人ひとりがこの問題に関心を持ち、正確で最新の情報を持っている必要があろう。

レイチェル・カーソンが『沈黙の春』で指摘した人類による環境破壊は、今や野生動物の世界だけではなく、現実にわれわれの生活を脅かそうとしている。最近、わが国では少子化が大きな問題となっている。自然環境の破壊が、これにどの程度、直接関与している

郵便はがき

料金受取人払

麹町局承認

4656

差出有効期限
平成19年7月
31日まで

1028790

102

東京都千代田区飯田橋
2－14－2

(株)インターメディカ
出版部 行

ふりがな		性別	男・女	年齢	
お名前					歳
ご住所	〒 -				
ご職業		勤務先			
お買上書店名					

日本の医療を崩壊させないために

愛読者カード

ご愛読ありがとうございます。今後の企画の参考にさせていただきますので、アンケートに、ぜひご協力をお願いいたします。

■本書を何でお知りになりましたか。

1．書店で見て　2．ダイレクトメールで　3．インターネットで

4．知人の紹介　5．書評・紹介記事

6．その他（　　　　　　　　　　　　　　　）

■本書をご購入いただいた理由をお聞かせください。

■本書についてのご意見をお聞かせください。

■本を購入されるとき参考になさるものをお聞かせください。

1．広告　2．著者名　3．書評・紹介記事　4．実物を見て

5．その他（　　　　　　　　　　　　　　　）

■弊社ホームページ http://www.intermedica.co.jp にアクセスされたことはありますか。

1．ある　2．ない

■今後ご覧になりたいテーマを、お聞かせください。

ご協力ありがとうございました。

かは明確ではないが、社会環境や経済環境の悪化が、若い女性の心理や生活に影響を及ぼし、これが少子化の大きな要因となっていることは確かであろう。

所沢市における野菜のダイオキシン汚染問題では、情報公開の遅れと対策が問題となった。「基準がないままに濃度測定の結果を公表すると、必要以上のパニックを引き起こす恐れがあるので、結果を公表しない」という発言は、大衆を大変馬鹿にしている。

医療ではインフォームド・コンセントの必要性が強調され、またカルテの本人への開示などが義務づけられようとしている。われわれの健康に直接かかわるという点では、環境ホルモンの情報も同様である。人権の確立とともに、医師と患者の関係ではパターナリズムが非難される時代となったが、行政のパターナリズムも民主主義とは相容れないものである。われわれ自身の環境や健康については一人ひとりにも責任があり、皆が自分で考えなければならない問題である。

（日本医師会雑誌第一二二巻・第五号「あとがき」より）

1999年
3月15日

女性医師優位の時代は目前？

同じ人間といっても、男と女はかなり違う生き物のようだ。第二次性徴が現れる思春期に至るまでは、日常生活における男女差はあまり目立たないが、その後は身体的にも精神面にも大変違った発達を遂げ、その後は二度とクロスすることはないように思われる。

男女同権が家庭内にも浸透し、職業や労働についての機会均等が実現の方向にあり、性差による社会的な差別は、わが国においても消失しつつあるが、実際に男と女とでは思考過程や行動パターンにかなり大きな差異がある。

今回の特集は、「中高年女性を診る」と題する非常にユニークなものであるが、私たち男性医師には大変に参考になる。骨粗鬆症、尿失禁、スキンケア、不定愁訴など、少数の話題が重点的に取り上げられているにすぎないが、高齢化が急激に進みつつあるわが国の医療では重要な課題である。

これらの項目を解説されている先生方は、それぞれに経験豊かな権威の方ばかりであるが、男性医師ばかりで女性医師は一人もいない。実際、私たち男性からみると、女性心理の深層やその思考過程には到底うかがい知れないものがある。「中高年女性を診る」という同じテーマで、仮に女性医師が同じような項目について語ったとしたら、どのくらい違ったものになっただろうか。大変に興味のあるところである。わが国の医療の世界はまだまだ圧倒的に男性優位が続いている。

最近では、医学部（医科大学）で女子学生が増加しているので、五年後、一〇年後にはほとんどの診療科で女性医師の進出が急速に進むと思われる。男性医師優位の時代には今回のようなテーマが成り立つが、将来は「中高年男性を診る」という特集が必要にならないとも限らない。男性であるわれわれが考え、また悩んでいることを、一体、女性がどこまで理解してくれているのか。疑問は尽きない。

（日本医師会雑誌第一二一巻・第六号「あとがき」より）

1999年
4月1日

移植医療定着のために

法に基づく脳死からの初めての臓器移植が実施された。多少の混乱はあったにせよ、第一関門である移植手術が円滑に行われたことを喜びたい。脳死判定から臓器摘出までのマスコミの報道ぶりは、プライバシーの保護と情報公開の両面で多くの問題を残したが、脳死からの臓器移植に対する国民の関心を高めたという点では評価されよう。

臓器移植は他人の臓器がなければ成り立たない医療である。さらに心臓はいうまでもなく、肝や膵の移植でよい成績を得るためには、脳死からの臓器摘出が必要であるという点で、きわめて特殊な側面を持つ医療行為といえる。そのためには国民の移植医療に対する理解が不可欠で、わが国がこのように長い時間を必要としたことも致し方のないことだったのかもしれない。

移植直後の記者会見で肝臓移植を担当した信州大学のK教授が、「手術は移植のほんの一部ですから」と控えめに語っていたのが印象的であった。移植医療の中心は免疫反応の抑制と感染症との戦いといってもよい。その戦いはまだ始まったばかりである。心、肝、膵などそれぞれの臓器の移植で、わが国のエキスパートを結集して協力体制が整えられつつあることは大変に心強い。このような積み重ねが国民の移植医療に対する信頼の回復につながることを期待している。

移植医療と関連して心配なのは、移植に必要な医療費の問題である。今回の移植は、最初の、しかも国立大学で実施されたケースとあって、多分その経費は国が負担することになるものと思われるが、移植医療は相当な高額医療である。そのうえ臓器移植ネットワークやコーディネーター組織の維持・運営、ドナーカードの普及活動、さらにこれまでの脳死判定基準の作成、脳死臨調、臓器移植法の制定までの経費、そして過去三〇年以上にわたって千人を超すわが国の外科医が欧米に留学して移植を学んだ経費や労力を考えると、ため息が出るのである。

移植医療を定着させるためには、その経費を誰が、どのように負担するのかを早急に考える必要がある。

（日本医師会雑誌第一二一巻・第七号「あとがき」より）

1999年
4月15日

真の医療改革を実現するために

第一〇〇回日本医師会定例代議員会が開かれ、四年に一度の日本医学会総会が終わり、そして新年度がスタートした。

失業率は過去最高となり、わが国の経済は依然として低迷を続けているなかで、医療制度の改革が急ピッチで進められようとしている。

坪井会長の所信表明にも見られるように、薬価の参照価格制度導入、診療報酬制度改革、DRG／PPSの導入など、わが国の保険医療の根幹にかかわるような重要な問題が、国民の知らないところで、十分な論議もないままに、審議会の答申として短時日のうちに矢継ぎ早にまとめられ、実施されようとしている。残念ながら、これまでのところ、現場を預かる医師の主張が十分に反映されたものとなっていないように見受けられる。

医療費の削減を最優先とした改革に歯止めをかけ、国民の利益を最優先する真の医療改革を実現するためには、医療の最前線である医療現場において、一人ひとりの医師が、患者さんやその家族一人ひとりに医療保険の仕組みと現状を説明する必要があろう。一体、なぜこんなに医療費の自己負担が増え、また、なぜ一か月、三か月経つと医師や病院が入院患者に退院や転院の話を持ち出さなければならなくなったのかを説明し、国民とともに、国民が望み、国民の利益を守る医療改革を進める姿勢をさらに強めることが大切であろう。会員一人ひとりの行動が、大きな力になるに違いない。

（日本医師会雑誌第一二一巻・第八号「あとがき」より）

1999年
5月15日

子どもの教育

多くの医師が学校医として小学生から高校生までの健康維持、保健教育に関係していると思われるが、地球環境の破壊が進み、また生活習慣病が増加するなかで、環境の保全、健康の維持に関する教育は、ますます重要性を増しつつある。しかし、これらの教育を学校において誰が担当し、どの段階でどこまで教えるのかは、まだ暗中模索の状態のようだ。小学校から高校まで、保健・健康教育を教科として独立させ、必須科目として一貫教育することによって、生活習慣病の多くは予防できると思えるのだが。

教育現場に直接携わっておられる多くの方々から、「こころ」の問題の重要性が提起されている。学校や児童・生徒がニュースとなることがあるが、その多くは子どもの心と深くかかわっている。登校拒否、いじめ、家庭内暴力や校内暴力、ホームレスやオヤジ狩り、摂食障害、保健室登校、非行や問題行動、薬物乱用、不純異性交遊、援助交際、児童虐待、体罰、暴走族、などなど。

昔からどこの学校にも不良といわれる生徒はいたが、不良は不良なりの規範のもとに行動することが多かったように思う。昨今は一見普通の児童・生徒が問題を起こして話題となることが多く、また予想もしなかったような重大な結果を生むことが少なくない。米国でもコロラド州における高校生の銃乱射事件が注目を集めているが、このようなことは世界的な現象なのだろうか。

新聞に、わが国の子ども(一五歳未満)の人口が年々減少し、ついに一五%を割ったという記事が載っていた。少子化の傾向には依然として歯止めがかからない。兄弟姉妹のいる子どもと一人っ子とでは、心の発達にどのような差が出るのだろうか。今の学校教育がそのギャップを埋めることは、果たして可能なのだろうか。

(日本医師会雑誌第一二二巻・第一〇号「あとがき」より)

1999年
7月15日

男性中心社会と少子化

少子化の問題は本誌でもいろいろな形で度々論じられてきた。今回は医療政策シンポジウムとして去る二月一一日に行われた「少子社会—二一世紀への展望」の記録が掲載されている。ＮＨＫテレビでも先月、二夜連続で結婚適齢期、出産・育児適齢期の男女を集めて、男・女それぞれ一名のコメンテーターとともに少子化を考える番組を放送していたが、なかなか見応えのある番組だった。

平成元年の「一・五七ショック」以来、少子化は大きな関心を呼び、最近は行政も遅ればせながら、いろいろと対策を打ち出し、その具体化を進めている。にもかかわらず、出生率はずるずると下がり続け、平成九年には一・三九となり、歯止めがかかる様子はない。今回のシンポジウムでも楽観論、悲観論がそれぞれの立場で論じられているが、今の日本の産業・社会形態が変わらない限り、少子化は続くだろうというのが実感である。

ＮＨＫの番組を見ていて感じたことであるが、結婚、出産、育児についての考え方が、男性と女性とでは同じ世代でも大変に差があることである。この差異は、参加者より上の世代であるコメンテーターの男性と女性の間でも強く感じられた。
行政は、出産や育児・教育のための物心両面での支援を強化して、少子化に歯止めをかけようと躍起になっているように見えるが、結婚、出産、育児に対する女性と男性の考え方がもう少し一致しない限り、難しいのではなかろうか。育児休暇や育児施設の充実も大切であろうが、仕事のうえでの男女平等だけではなく、日本社会での男性自身の就業形態が変わらなければ駄目だという女性からの発言は胸に響いた。男性のコメンテーターはそんなことは無理だと反論していたが、それでは少子化問題の解決は難しかろう。スウェーデンでは、すでにそこまで変わりつつあるという。

（日本医師会雑誌第一二二巻・第二号「あとがき」より）

1999年
8月1日

家族からの臓器移植

わが国の脳死臓器移植は多くの人たちが考えていたよりも早く進みそうな気配である。関係者の努力によって、ドナーカードが普及しはじめたことが大きな要因であろう。最近のケースで、予定されていた肺移植が移植直前に中止され、肝臓移植も手術途中で中止されたという報道は、一般の人々にとってかなり衝撃的であったらしい。しかし、このような変更は脳死臓器移植では珍しいことではなく、中止は適切な判断であったと考えられる。むしろ、これまでの脳死臓器移植がすべてうまくいっていることのほうが特筆すべきことである。これは治療側の努力によるところが大きいが、同時に確率上は幸運に恵まれてきたことも認識する必要があろう。

肝臓移植の手術が途中で中止されたレシピエントの幼児が、その後まもなく、母親からの生体部分肝移植を受けたことが後日報道されたが、これもまた、かなり衝撃的であり、考えさせられることが多い。

脳死からの臓器移植が長い間できなかったこともあって、わが国の生体からの臓器移植は、諸外国と比べると多数実施されており、技術的にも世界をリードしているが、生体臓器移植は、一方では大きな倫理的・社会的問題をはらんでいると思われるからである。

わが国では、生体臓器移植のドナーは、ほとんどすべてが親、兄弟などの肉親である。愛する家族のために自分の臓器を提供することに他人が口を挟む余地はないが、仕事や周囲の環境などからしたくてもできない家族もあろうし、また生体臓器移植について別の考え方が存在しても当然である。家族への無言の圧力があってはならない。

宗教的背景が希薄で、心の支えとなるべき哲学や思想が貧困なわが国の現状では、行政の考え方やマスコミの動向が、人々の心や行動を左右することが多い。科学技術の進歩は著しいが、それを利用する人間の心を支える哲学や思想の裏打ちがなければ、二一世紀は混乱の世紀となる危険性があろう。

（日本医師会雑誌第一二二巻・第三号「あとがき」より）

1999年
8月15日

心の問題

連日猛暑が続いている。東京では日中は気温が三五度に達し、夜も二五度を超える熱帯夜が十数日間連続したと報じられている。猛暑は世界的規模のようであるが、文明の発達による環境破壊の影響が地球環境に重大な変化をもたらしているのであろうか。

本号には、平成一〇年度乳幼児保健講習会の記録が掲載されている。主なテーマは「乳幼児期からの心の健康」である。最近は子どもから高齢者まで「心の問題」が大きく取り上げられることが多いが、社会環境の変化は人間の心に大きな変化を及ぼしつつある。身体的な健康は医学や科学の急速な進歩で維持することができるようになったが、心の健康はますますむしばまれ、年毎に悪化していくように思われてならない。経済中心で、その効率がすべてに優先する最近の世相は、医療の世界にも容赦なく取り込まれ、あらゆる面でゆとりがなくなりつつある。

「三つ子の魂百まで」というように、乳幼児期からの心の形成・発達が、人間の精神構造に大きな影響を与えることは確かである。今回もこれについての細かな分析が試みられ、いろいろな提案がなされている。教育制度や環境整備の重要性が指摘されても、改革は遅々として進まず、若者の心はすさんでいくばかりである。

先日、某国立大学医学部の学生グループが女性に対して行った破廉恥な犯罪行為が報じられたが、今度は某私立大学医学部で同様の事件が起こったことがニュースとなっている。このような学生が医学部に入学し、医師になるための勉強をしているという事実は、全く空恐ろしいとしかいいようがない。そこまで心が荒廃し、歯止めがきかなくなってしまったのだろうか。医学部の入試、選抜の方法の欠陥が指摘されてからすでに二〇年以上になるが、種々の困難を理由に抜本的改革は一つとしてなされていない。問題を指摘するだけでなく、万難を排し、蛮勇を奮って改革を実行することが必要であろう。

（日本医師会雑誌第一二二巻・第四号「あとがき」より）

1999年
9月1日

災害時の医療

「一九九九年七月に大きな異変が起こる」という流言が、ちまたの一部で飛び交っていたようであるが、その七月は何事もなく過ぎた。暦のうえではすでに秋である。

多数の死傷者を出した阪神・淡路大震災からすでに四年が過ぎたが、当時の鮮烈な記憶は街の復興とともにすでに薄れつつある。震災の直後には全国いたるところで災害対策が熱心に検討され、災害発生時のための備蓄や救急医療のシミュレーションが行われたが、演習はその後も定期的に行われているのだろうか。行政や病院では四年も経つと責任者や担当者が交代してしまうので、当時の緊張がどこまで維持されているのか大いに疑問である。

災害が起きたとき、現場での一時的な混乱はどうしても避けられない。これをいかに早く克服するかが特に重要であろう。実際には現地での医療機関・体制はほぼ潰滅すると思われるので、むしろ、非被災地区からの支援体制をどのように準備しておくかをあらかじめ検討しておくことが大切であろう。

災害時の医療は、戦闘時における戦傷患者の医療と多くの共通点がある。多数の患者が同時に発生し、初期には、治療すべき患者の選別と治療順位の決定(トリアージ)が重要となる。前線での応急処置、後方への搬送の要否と時期の判断、後方病院での治療、さらに専門病院への転送など、戦傷患者の治療体系はそのまま大規模災害時の救急医療にも適用できる。昔の陸軍では、前線から後方までのこのような体制の整備が常になされていたというが、実戦経験のない自衛隊や防衛医科大学校ではどの程度の体制ができているのだろうか。戦後五四年を経て、軍医としての経験のある医師はほとんどが現役を引退している。災害発生時の診療経験を持つ医師はむしろ例外的と考えたほうがよい。

本誌ではちょうど六年前に「災害医療」を特集している(平成五年九月一日、第一一〇巻・第六号)。その後に発生した阪神・淡路大震災では、この特集がどの程度、役に立っただろうか。今回の特集が、これからの災害時医療に役立つことを切に望むものである。

(日本医師会雑誌第一二二巻・第五号「あとがき」より)

1999年
10月1日

医療と音楽

スポーツには身体機能を高め、整える力があるが、音楽や絵画などの芸術には、人の心を和ませ、刺激し、また感動を与える力がある。自分で楽器を奏でたり、絵を描いたりしなくても、誰にでも好きな音楽や、好きな絵がある。医師のなかには、医業と並行して、小説家や詩人、画家として名をなした人もあるし、プロはだしの声楽家や楽器の奏者もおられる。カラオケ(Karaoke)はわが国で生まれ、今や世界の隅々まで普及したが、カラオケでストレスを発散させている人も多いだろう。

音楽が人の情緒や感情に強い影響を及ぼすことは誰でも知っていることだが、讃美歌や葬送曲、軍歌や行進曲、応援歌など、宗教や軍隊、スポーツなどと結び付いて、それぞれの状況のなかで一つの目的を持って使われることも少なくない。学校の校歌や、最近話題となった国歌の制定などにも、歌を媒介として一体感を高めようとする意図が感じられる。

今回の特集は「医療と音楽」という一味違ったテーマであるが、心の病を持つ人、悩みを抱えた人に音楽が力を与え、緊張をほぐし、さらに癒すことがあっても不思議ではない。

薬や手術、理学療法などのように誰にでもだいたい同じように効くというわけにはいかないだろうが、ある人にとっては薬や現代医療以上に効果を上げることもあろう。

音楽といっても、時代や世代によって好みは異なり、個人差も大きい。嫌いな音楽では逆効果かもしれない。

最近わが国でも、手術室で手術中に back ground music が流れているところが増えている。外科医のなかにも賛否両論があるが、私はどちらかというと賛成のほうである。患者には麻酔がかかってしまえばむろん聴こえないが、外科医、麻酔医、看護婦などの心を和ませるのにはよい。ただし曲目には注文がある。手術室では、ベートーベンや勇ましい行進曲などよりは、映画『ドクトルジバゴ』のテーマ曲である「ララのテーマ」ぐらいが私の好みである。


（日本医師会雑誌第一一二巻・第七号「あとがき」より）

1999年
11月1日

EBM、クリニカルパス

わが国でクリニカルパス（clinical path, clinical pathways, critical pathways, などともいう）、エビデンス・ベースド・メディスン（evidence based medicine：EBM）などの言葉が頻繁に聞かれるようになったのは、昨年頃からであったろうか。学会などではもちろん、日常診療の場でも最近はEBM、クリニカルパスなどの言葉を普通に聞くようになった。

しかし、クリニカルパス、EBMなどが何を意味しているのかを、おぼろげには分かっているつもりでも、その本質が何であるのかをきちんと理解して使っている医師や看護婦、医療従事者は、そんなに多くはないのではないかという気がしてならない。特にEBMは、その言葉自体が、わが国ではすでに「葵の御紋章」、「錦の御旗」のように使われており、EBMといわれると問答無用でまかり通ってしまうところがある。

先週、サンフランシスコで米国外科学会（American College of Surgeons：ACS）の総会が開かれ、その卒後教育プログラム（postgraduate course）の一つに「EBMが外科臨床に与えるインパクト(The impact of EBM on surgical practice)」という、二日間にわたるコースがあったので出席してみた。ＥＢＭの基盤となる証拠(エビデンス)にはどのようなレベルのものがあるのかという最も基本的な解説から、術前・術後管理でそれらのエビデンスをいくつかの疾患の治療ガイドライン作成に、実際どのように応用していくのか、さらにその結果をどのように検証するのかまで、みっちり丸二日間のコースが組まれていた。ＥＢＭや clinical pathways の先進国と考えられている米国でも、信頼できる第一級のエビデンスはまだ十分ではなく、エビデンスの収集にも大きな困難を伴うことが明らかにされた。

折しもＡＣＳでは、来年からＮＩＨ(国立衛生研究所)から巨額の援助を受けて、数年計画で癌治療についての無作為比較試験(prospective randomized control study)が始められるという。数年後にはその結果が出されるというが、第一級のエビデンスとして患者治療に活用されることが期待される。

(日本医師会雑誌第一二二巻・第九号「あとがき」より)

1999年
11月15日

さらにEBM、クリニカルパス

前号の「あとがき」でEBMとclinical pathのことに触れたところ、早速これについて数人の方からご意見をいただいた。この問題についての会員の方々の関心の高さを示すものであろう。

前号でも記したことであるが、わが国ではclinical pathやEBMの言葉が先行して、その実態が何であるかが十分に理解されていないようにも思われる。

すでに二〇年も前になるが、ある外科の雑誌で「術後一週間の患者管理」という手術術式別の患者管理について、チャートで示した特集を組んだことがある。この特集号はあっという間に売り切れとなり、雑誌発刊以来の記録的なベストセラーとなった。今から考えるとclinical pathのはしりのようなものであった。このような考え方は、もともと多くの臨床医が診療において潜在的に持っていたもので、最近急に始まったことではない。ただ昔と根本的に違うのは、経験論を排し客観的な評価に耐えうる根拠に基づいてこれを実施しようという点である。また医師だけではなく、看護婦をはじめ医療に携わるすべての人たちが一緒になって協力をして、診療スケジュールを患者との合意のもとに考えるようになったことであろう。

それにしても、わが国では厳正な評価に耐えうるエビデンスとして利用できるデータがどのくらいあるのかを考えると、大変心もとない。最近、厚生省が薬の再評価を実施しているが、いくつかの薬が再評価の結果、「有用性なし」として薬価基準から削除されている。もともと中薬審(中央薬事審議会)で厳正な審議のうえ認められてきたはずの薬が、再評価では全く逆の判定を受けて消えていくわけだが、それが一つ二つでないことが大変気になる。これは薬だけのことではない。もって他山の石とすべきであろう。

(日本医師会雑誌第一二二巻・第一一号「あとがき」より)

1999年
12月1日

遺伝子診断・遺伝子治療

遺伝子診断、遺伝子治療を本誌で特集しようという話は、随分以前から編集を担当している学術企画委員会で繰り返し行われてきた。時期尚早論や、治験段階のものが多いという理由で延びのびになっていたが、ようやく本号でそれが実現した。

でき上がったものを見ると、遅すぎたかなというのが実感である。まだ日常的ではないにしても、もうこんなに進んでいるのかということが、門外漢である私にもよく分かるし、二一世紀の医療では遺伝子診断・治療が主要な柱となることは疑う余地はない。好むと好まざるとにかかわらず、新しい知見が得られ、それを利用する技術が生まれれば、これを使用することを阻むことは大変に難しい。

遺伝子診断・治療は疾病の予防や治療に画期的な進歩をもたらすことになろうが、一方では人類に大きな不利益をもたらす可能性もあること、特に倫理や平等の理念に根本的な変革をもたらす危惧のあることが指摘されている。

自然科学の進歩に人文科学の進歩が追いつけなくなっていることは、亡くなられた司馬遼太郎氏が指摘されていたことだが、現代には、かつて存在したような国民を指導する大思想家、大哲学者、宗教家は見られなくなってしまった。新しい技術や知見を、治験として実施するときには、大学や病院の倫理委員会や治験委員会で論議され、審査されることになっているが、生命の根源にかかわるような遺伝子レベルの問題については、大学の委員会のなかだけで論議することでよいのかどうか、もう一度考え直す必要がある。大学や病院の倫理委員会を通ったということが、錦の御旗としてまかり通っているのが最近のわが国の風潮である。しかし委員会の構成を見ると、果たしてそれでいいのか疑問視せざるをえない。

生命や人類の根源にかかわるような問題については、グローバルとまではいかないにしても、医療関係者だけではなく、少なくとも国民的な議論を尽くす必要があろう。

（日本医師会雑誌第一二二巻・第一二号「あとがき」より）

2000年
1月1日

新千年紀を迎えて

いよいよ新しいミレニアム(千年紀)が始まった。そして二一世紀を目前に控えている。今年が、より幸せな一年であることを祈りたい。

二〇世紀を振り返ってみると、人類の歴史に例を見ない激動と革新の百年であった。文明、科学は驚くほど急速に進歩し、人類は大いにその恩恵を受けたが、一方で二〇世紀は、「戦争の世紀」と位置づけられるように、かつて見られない大規模戦争が繰り返された百年でもあった。いち早く産業革命を経験した国は、やがて先進国として世界に君臨し、取り残された国は開発途上国として先進国に搾取されるパターンが定着した。勝者と敗者の格差は広がる一方で、地球の環境破壊が急速に進んだ一世紀でもあった。

医療の世界では、人類の長い間の夢であった人工臓器や臓器移植、開心術、完全静脈栄養、放射線治療、抗菌療法、麻酔などが現実のものとなり、クローン生物まで誕生するに至った。人類はすでに原子力を手に入れ、コンピュータを駆使し、まもなくヒトの遺伝子情報もすべて解明されることが確実とされている。二一世紀前半には、人工頭脳やロボットが実用化され、生命の創造、操作も可能になろうとしている。通信手段や交通手段の発達によって国際化が進み、情報は瞬時に世界中で共有され、すべてに地球規模での対応が必要な時代に入っている。

しかし一方では、人間の欲望や感情は太古の時代とほとんど変わっていないので、人間社会の産物である政治や経済原理は旧態依然のままである。科学がいくら進歩しても、東海村の臨界事故やY2K問題に象徴されるようなヒューマンファクターによる事故は常に起こりうることである。また地震や台風などの天災に対しては依然として無力である。人類は原子力を手中にし、ゲノムを解明して生命の根源に迫ろうとしているが、一つ間違えば、人類の破滅を招きかねない危険をはらんでいる二一世紀ともいえよう。

(日本医師会雑誌第一二三巻・第一号「あとがき」より)

2000年
1月15日

変革の予感

心配されたY2K問題も大きな混乱や支障もなく経過し、二〇〇〇年の新春を迎えた。万一に備えるということで、私もスタッフの一人として、何十年ぶりかで大晦日から元旦の朝を病院で迎えたが、何事もなく平穏な一夜であった。

ミネソタ州の Mayo Clinic の創設者の一人である Charles Mayo は、かつて医学教育について「Only that is permanent is change」(「唯一、永遠なるものは変革である」)と述べたが、これは医療についても医療制度についても真実であろう。これから一〇年の間に、わが国の医療の世界では、私たちの世代が経験したことのないような、大きな変革が起こる予感がする。

医学の進歩は日進月歩であるが、医療ではどの領域でもおおよそ一五年ぐらいのサイクルで大きな進歩や変化が繰り返されてきたように思われる。一方、医療制度の変化のサイクルはもう少し長くて、三〇—四〇年ぐらいだろうか。医療の進歩のサイクルは、今後もそれほど変化がないのかもしれないが、医療制度のサイクルはすでに変革の時期を迎えていると考えられる。にもかかわらず、昨年末の中医協での医療側と支払い側との際立った対立や、これに対する行政や政治家の介入の様子を見ていると、変革は不可避であるにもかかわらず、先送りとその場しのぎを続けるばかりで、医療の抜本改革が具体化されつつあるという実感は乏しい。

このままでは診療所や病院経営はジリ貧となることは自明で、病院や診療所では経営の改善を最優先に、生き残りをかけたリストラがすでに始まっている。その結果がどこに、どのような形で影響を及ぼしてくるのか、つけがどこに回るのか、患者に回されることは分かっているのだが、行政も、政治家も、医療側も、支払い側も、評論家も、誰もはっきりとはいわない。これまで世界に誇ってきた、わが国の医療における平等給付の柱がぐらぐらと揺らいでいる。

（日本医師会雑誌第一二三巻・第二号「あとがき」より）

2000年
2月1日

糖尿病には、予防にまさる治療法なし

本号の特集テーマである糖尿病は、最近わが国で患者が急増している疾患の一つである。腎症、網膜症、虚血性心疾患、神経障害などの重篤な合併症が多発することはよく知られているが、他の併存疾患を持つ患者の治療や外科手術の場合にも、糖尿病の合併が大きな障害となることは、日常診療で経験することである。最近、人工透析療法を受ける患者の半数近くが糖尿病性腎症であると報告されており、糖尿病の早期発見、治療管理は医療費の面からも大きな課題である。

成人の糖尿病患者の増加は、日本人の食生活や生活習慣の変化に関係があることは明らかであり、これが改まらない限り、患者数は今後もさらに増加すると考えられる。

糖尿病と診断されると、患者さんは大変驚いて、真剣にその治療に取り組む。治療のための教育入院も経験して、糖尿病の専門家のアドバイスもよく守って、まずまずのコントロールが達成され、いったんは社会活動も普通の状態に戻る。問題はここから先である。専門家ではない私の感じでは、約半数の患者さんはそのまま医師の指導をよく守り、病状が安定するが、残りの半数は再び食事管理がおろそかとなり、医師との関係も疎遠となり、いつのまにか病状が進行して、次に医師を受診するときには取り返しのつかないところまで合併症が進んでしまっている。

専門学会や患者団体では熱心にキャンペーンをやっているのに患者数が一向に減らない原因はどこにあるのだろうか。他の病気でも同様だが、予防にまさる治療法はない。そのためには、教育が最も必要かつ有効な手段である。患者教育は大切だが、もっと重要なのは、病気にかかる前の人たちへの教育である。考えてみると普通の人は病気について教育を受ける機会はほとんどないといってもよい。小・中学校で習うのはせいぜい「身体のしくみ」ぐらいで、病気の話は聴く機会がない。患者さんと話をしていて、自分の肝臓や膵臓がどこにあるのか知らない人が少なくないのに驚かされるが、義務教育の期間のうちに何とかありふれた普通の病気(common disease)の教育をもっと組み込めないものだろうか。医療費の増加が大きな問題となっているが、これこそ医療費抑制の最も有効な手段ではないか。

(日本医師会雑誌第一二三巻・第三号「あとがき」より)

2000年
2月15日

医療材料価格の適正化

人工関節置換術は、整形外科では今や日常手術の一つであり、股関節手術だけでも年間四万例を超えると推定されている。高齢者はますます増えつつあるので、手術数はさらに増加すると思われる。人工関節の改良がさらに進み、たくさんの人たちがその恩恵を受けていることが分かる。

このこと自体は大変に結構なことであるが、いろいろな機会に話題になるのは、そのコストのことである。人工股関節の場合、手術料が二二万七千円と定められ、特定保険医療材料としての人工股関節用部品は最低でも一五〇万円以上となる。特定保険医療材料のなかでは、ペースメーカー、冠状動脈形成用カテーテルと並んで、製造元の米国などでの病院への納入価格と、わが国の医療保険で厚生省が定める価格との内外格差が最も大きいものとして悪名が高い。

製造国と輸入国とでは製品価格が異なることは当然であるが、医療材料の場合、その差が三倍程度はざらで、なかには五倍を超えるものまであるという点が問題なのである。輸入販売業者は、輸送料、保管料、管理費等々さまざまな経費を上乗せして価格の妥当性を主張するが、アジアの他の輸入国における同製品の価格と比較すると、わが国での価格はダントツに高いものが多いことが指摘されている。

薬剤については、価格の適正化の議論が進み、その具体化が実行されようとしているが、医療材料については、いまだに中曽根内閣当時の、わが国にとっては屈辱的な取り決め(MOSS協議)が残っており、一銭たりとも価格を下げられない状況がこれまで続いている。医療側の度重なる強い要望により、厚生省もようやく重い腰を上げ、中医協の場で医療材料価格の適正化についての論議が始められているが、企業側の抵抗や、米国からの圧力で、その成り行きは予断を許さない。

診療報酬の適正化は、医療保険制度抜本改革の重要な柱の一つであり、細部についてまで主張すべきことはきちんと主張し、監視する必要がある。

(日本医師会雑誌第一二三巻・第四号「あとがき」より)

2000年
3月1日

禁煙運動はまたも腰砕け

二一世紀における国民の健康づくりの基本となる厚生省の「健康日本二一」から、「二〇一〇年までに成人の喫煙率半減」という目標が消えることが報道された。健康づくり計画の大きな目玉であっただけに大変残念なことである。他のアルコール、食生活、運動、休養、こころの健康、歯の健康などでは、きちんと目標値が掲げられているのだが、最も主要な項目と目されていた「たばこ」だけが、半減という具体的な目標数値が削られてしまうという。せっかくの、健康づくりのための提案も、画竜点睛を欠くといわざるをえない。

喫煙習慣が、循環器疾患、呼吸器疾患、肺癌・胃癌・膵臓癌などの悪性腫瘍の発生と関連していることは、すでにはっきりと示されており、喫煙によって増えた死亡者数は九万五千人、喫煙のために増えた医療費も一兆二千億円にのぼるとされている。禁煙運動を推進することは、高騰するわが国の医療費の抑制にも絶大な効果がある。

たばこ対策の目標数値が削られたのは、たばこ業界やこれと関連する一部の国会議員らの圧力によるものといわれている。この問題を担当する厚生省が、このことで業界や関連する他の省庁や、一部の政治家と摩擦や軋轢を生じさせたくないと、目標数値を削ってしまったことは想像にかたくない。国民の健康を守るのと、一時的な摩擦を回避するのと、どちらが大切であるかは明らかであろう。数値の削除は多数決で決められたと報道されたが、厚生省に同調して、安易な妥協に走った一部の委員にも猛省を促したい。

米国では、たばこ業界が莫大な賠償金を支払うことになったというし、わが国に乗り入れている国際線の航空機も四月以後、全便が禁煙になるという。今や理屈も、先進国の大勢も、たばこはやめようという方向に向かっている。

目標数値を復活し、その目標達成に全力を注ぐことを期待している。

（日本医師会雑誌第一二三巻・第五号「あとがき」より）

2000年
3月15日

卒後初期研修の必修化と労働条件

今国会に提出を予定されている医師法の改正案のなかには、卒後初期研修の必修化が盛り込まれることになっている。この問題は昭和四三年のインターン制度の廃止以来、長い間の懸案であり、ようやく改革の第一歩が踏み出された。

この問題の最大の障壁は、必修となる二年間の研修期間中の身分保障と生活保障であったが、それらが制度として保障されることになれば、大変に結構なことである。研修期間中に、すべての医師が備えるべき基本的な知識・技能の習得が可能となるように、今からタイム・スケジュールを組んで、研修施設の整備や指導体制の充実を図っていく必要があろう。卒後初期研修の必修化に伴う予算措置については不明な点が多いが、中途半端なものをつくって、かつての有名無実のインターン制度の二の舞にならないように、監視していかなければならない。

このことと関連して、今後改善を図るべき問題の一つに、トレーニング期間中の医師の労働条件がある。世間では週四〇時間労働の時代であるが、教育病院の中核をなす大学病院の研修医や若い医員の労働時間は、現状では少なくともこの二倍を超えている。病院の事務系、看護系の職員についての労働時間や労働条件については、従来から関心が持たれ、一定の改善が図られてきたが、医師の労働時間や労働条件が問題とされたことはほとんどない。看護婦さんは深夜勤が終われば休息時間があるが、研修医に、当直明けの休息を保障している研修病院は非常に少ないのではなかろうか。

米国では、ニューヨークで裁判所が、医療事故の原因はレジデントの過酷な労働条件であったと認定したことがきっかけとなり、レジデントの労働時間の上限が法律で決められるようになった。わが国でも、卒後初期研修の必修化の要件のなかで、医師の労働時間についての歯止めをかける必要があろう。医療におけるリスクマネジメントの一つとして、医療従事者の労働条件を守ることは、リスクマネジメントの基本である。必修化を隠れ蓑にして、研修医の過酷な労働を容認することがあってはならない。

（日本医師会雑誌第一二三巻・第六号「あとがき」より）

2000年
4月15日

介護保険制度がスタートする

四月一日から、いよいよ介護保険制度がスタートした。制度はあっても、これを円滑に運営する設備や人手も不十分なままの、いわば見切り発車である。これから整備すべき課題が多い。

高齢者の生活保障では、医療と福祉、年金が大きな柱であるが、今後はこれに介護が加わることになる。残念ながら、年金も福祉も介護も、さらに医療にも明るい見通しは立っていない。わが国がこれまで世界に誇ってきた医療保険では、国民皆保険と平等給付が確保されてきた。しかし、新しくスタートした介護保険や、年金制度では平等給付という概念は医療保険制度とは全く異なっている。

医療では、国民が自分の健康に不安を感じたときには、誰もがいつでも診療所や病院を訪れ、医師による診療、検査、治療を受け、また納得するまで説明を受けることができる。それでも満足できなければ、別の医師を訪れることも可能である。

医療と看護は病人が対象であり、介護の場合は要介護状態となり、自立できない人が対象であるとはいっても、医療にも、看護にも、介護にも、きちんとした線引きができない境界領域が存在する。介護保険を利用して介護を受けるためには、公的な手続きに従って、お上の認定を受けなければならないという点で、医療保険とは全く異なる。米国の私的保険による医療（ＨＭＯ）では、gate keeper（門番の意、gate keeper には看護婦が多い）によるチェックと許可を受けなければ病院で診療を受けられないことが問題になっているが、介護保険では、認定審査会がこの gate keeper の役割を果たすことになる。介護の専門家が育っていない現状では、二次審査で主治医の果たす役割はきわめて大きい。

介護保険制度は、高齢者や身体障害者などを守るために存在する制度である。温かい血の通った運営がなされるよう、国民一人ひとりが監視していかなければならない。

（日本医師会雑誌第一二三巻・第八号「あとがき」より）

2000年
5月1日

医療事故はなぜ起きるのか?

東京では桜が散って、一斉に木々が芽吹きはじめている。新しい年度が始まり、いろいろな職場で新人がスタートを切っていることだろう。今年も医師国家試験の結果が発表され、七千余名の新しい医師が誕生した。医師になった人たちがプロフェッショナルとしての自覚と誇りを持って、日々の診療に励まれることを期待しよう。

それにしても最近、医療事故のニュースが多い。しかも大学やセンター病院などでの初歩的なミスが多いのが気になる。医療におけるリスクマネジメントが注目され、安全対策委員会が常置され、対策に取り組む病院が増えているのは結構なことである。ミスが原因で起こってしまった個々の医療事故に弁解の余地がないことは重々承知しているし、弁護するつもりもないが、あえて事故の再発防止という観点から、医師や看護婦の過重労働について注意を喚起したい。世間では、医師や看護婦は余っているという論調が多いが、本当にそうだろうか。

医療はますます高度化、複雑化している。身に付けるべき知識や技能は昔とは比べものにならないくらい多い。生涯教育の重要性が強調されるが、定期的に生涯教育講座に参加できるだけの経済的・時間的余裕のある職場で働いている医師や看護婦はどれだけいるのだろうか。航空会社のリスクマネジメントがよく引き合いに出されるが、このような旅客機の乗務員の教育や健康管理は、医師や看護婦にとっては、高嶺の花である。一人の看護婦が二人の患者を同時に搬送したり、二人でやるべき病室の業務を一人でやっていたり、事故の陰には普通では考えられないことが行われている。これがシステムの不備によるものか、システムが守られなかったからか、人手の問題なのか、十分に検証する必要がある。同じ医療先進国である米国と比べると、わが国の患者一人当たりの医師や看護婦、看護補助者の数は五分の一しかなく、どんなに少ないか。そういったことは、事故原因の解明でも話題にされることは少なく、無視されている。

省庁の統廃合で、厚生省と労働省が一つになるという。新しい厚生労働省では、名目上の産業医を置くだけでなく、医療従事者の労働、衛生管理にも実効性のある新しい視点を持ち込んでほしい。

（日本医師会雑誌第一二三巻・第九号「あとがき」より）

2000年
5月15日

膵臓移植はオールジャパンのナショナルチームで

去る四月二五日に、臓器移植法成立以後、わが国では初めての、脳死からの膵・腎同時移植が行われた。このことは、マスコミでも報道されたのでご存じの方も多いと思うが、今回実施された膵・腎同時移植では、わが国でのこれまでの移植とは異なるユニークな点がいくつかある。

第一は、膵臓移植では移植認定施設の数が一三施設と、心、肝、肺などと比べるとかなり多いことである。当初、行政からは数が多すぎるのではないかという発言もあったが、全国を七ブロックに分け、少なくとも一ブロックに一施設は認めるということで決着がついた。移植を受ける患者や家族のことを第一に考えれば、できるだけ近い施設でというのは当然であろう。

第二には、膵臓移植のために全国から膵臓移植のエキスパートを集めて、いわゆる膵臓移植のためのナショナルチームを結成して準備したことである。このエキスパートグループには、一三の認定施設の医師はもちろん、認定施設以外からもエキスパートを集め、文字どおり、現在わが国で得られる最高の膵臓移植チームをつくった点である。実際にどこかの施設で移植が行われる場合には、このチームが直接参加して移植が実施されるため、どこの病院で移植を受けても、患者は同じように最善のチームの治療を享受することができる。移植に携わる医師にとっても、すべての情報を共有することができる利益は非常に大きい。

このような移植医療の体制は、わが国では初めてのことであり、すべての移植施設の理解と協力なくしては実現しえないことであるが、膵臓移植の医療体制については、すべての施設が快く同意され、協力していただいた。

今回実施された第一例では、いわゆるオールジャパンのナショナルチームが予定どおりに機能し、膵・腎同時移植が円滑に実施され、術後の経過も順調とのことである。この移植体制を準備してきた者の一人として心から喜んでいる。

（日本医師会雑誌第一二三巻・第一〇号「あとがき」より）

2000年
6月1日

学会を統合せよ

ＪＲ名古屋駅の隣にマリオットアソシアホテルという高層ホテルが開業した。開業初日の五月一七日、この新しいホテルに宿泊することになった。一生のうちでも、開業初日のホテルに泊まる機会は稀有なことである。すべてが新しかったが、落ち着いた雰囲気で快適に過ごすことができた。「○○と畳は新しいほうがよい」という言葉があり、うっかり使うとセクハラ、差別などと非難されかねないが、この新しいホテルは大変気に入った。

さて、このような機会を得たのは、このホテルで日本肝胆膵外科関連会議が開催されたからである。一昨年まで、日本肝胆膵外科学会、日本胆道外科研究会、日本膵切研究会の三学会・研究会は、それぞれ別々に年次集会を開催していた。しかし昨年からは合同して集会を持つことになり、第二回目の会議が今年、名古屋市で開かれることになった。

医学が進歩し、医療の分化も必然とはいえ、学会・研究会の乱立の弊害は、以前から指摘されてきた。医学関連の学会・研究会は千近くあるというが、いったん独立してしまうと再統合は大変に難しい。私が会長を務めていた研究会では、日本門脈圧亢進症研究会と食道静脈瘤硬化療法研究会が合併して日本門脈圧亢進症学会となり、また日本内視鏡下手術研究会と胸腔鏡下手術研究会（ＶＡＴＳ）とが合併して日本内視鏡外科学会となったが、いずれも合同するまでにはかなりの抵抗と紆余曲折があり、数年を要している。それぞれ歴史を背負っているためであるが、思い切って合併してみれば、会員にとっては、時間と経済的な効率の点でも益するところは大きい。

ＩＴ革命の時代を迎えて、学会や学会誌の形態が今後どのように変化していくのか、予測は難しいが、過去へのこだわりを捨てて、新しい一歩を踏み出すことが必要であろう。新しいホテルで開催された日本肝胆膵外科関連会議・名古屋は、三つの学会・研究会が別々に開催されていた時代と比べると、はるかに便利で充実しており、参加者には大変に好評であった。

（日本医師会雑誌第一二三巻・第一一号「あとがき」より）

2000年
7月1日

メンタルヘルスケア

朝鮮半島では、南北両国の首脳による初めての会談が成功裡に終わり、南北統一へ向けてのきっかけがつくられたという明るいニュースが世界を駆けめぐったが、わが国ではこのところ連日、凶悪で不可解な事件が報道されている。大人にも、子どもにも「こころの病」が増えているからだろうか。三、四、五月は、ただでさえ進学や進級、卒業、就職、転職などでストレスが強くなる時期である。長引く消費の低迷や、依然として高い失業率、中小企業の倒産は、発表される経済指数の改善が強引なリストラによる見せかけに過ぎないことを物語っている。日常接する患者さんやその家族からも、景気がよくなりそうな実感は全く受けない。

このような世相を反映してか、うつ病の発症率が最近増加しているという。軽症のものまで入れると、生涯有病率は一〇%を超えているという。これは大変な数である。身体疾患を扱う多くの診療科の医師も、知らずしらずのうちに多くのうつ病の患者さんに接していることになる。精神科や心療内科の専門医師を別にすると、一般の医師の精神疾患に関する知識や経験はあまりにも少ない。また精神科や心療内科の医師の数も非常に少ないので、「こころの病」を持つ患者さんをどこに紹介したらよいのか分からないという先生方も多いだろう。結局、大学病院や大病院の精神科に紹介状を書くことになるが、そこの先生方を直接知っているわけではないことが多いので、紹介した患者さんが誰に診てもらって、その後どうなったのかも分からない。

米国では、精神科のかかりつけ医を持つことが普通に行われているというが、わが国では、患者さんにとっても、その家族にとっても、精神科の敷居は非常に高い。また、精神科の患者に対する偏見も根強い。厚生省も少子化対策として小児科医療に対しては優遇政策を進めているようだが、精神科医療についても、もっと積極的な施策を進める必要がある。

（日本医師会雑誌第一二四巻・第一号「あとがき」より）

2000年
8月1日

移植医療の費用

先日、脳死のドナーから、心、肝、肺、腎の四臓器の移植が実施され、いずれの患者さんの経過も順調であるというニュースが伝えられた。脳死からの移植も九例となり、わが国の臓器移植も少しずつ定着しつつあるかに見える。ドナーカードが行き渡り、運転免許証や健康保険証による臓器提供の意思表示が普及すれば、さらに多くの臓器の活用が可能となろう。このような状況を踏まえて今から考えておかなければならないことに、移植医療の費用をどう賄うのかということがある。

腎移植、角膜移植の場合には医療保険の対象となるが、それ以外の心、肝、肺、膵などの脳死体からの臓器移植の場合には、医療費は自費負担となる。といっても、現実に移植のための医療費は、少なく見積もっても二千万円を超えるわけだから、到底、誰もが払える金額ではない。これまでの脳死法下の移植は、幸いなことに(?)すべて国公立の施設で実施されたために、文部省、厚生省などの所轄官庁の何らかの公費で賄われ、患者本人は負担をしないで済んだと聞いているが、移植件数が増加すれば、いつまでもそのような公費で面倒をみるというわけにもいくまい。といって、医療保険を適用するにはいろいろと批判が出てこようし、今の厳しい医療費の状況下では現実に無理であろう。

臓器移植におけるレシピエントの選択は、臓器移植ネットワークが一定のルールに従って決定しているが、今後、私立大学病院などの私的な施設で行われる可能性は十分にある。この場合に誰が移植医療の費用を負担することになるのだろうか。医療の倫理や、移植の手続き、インフォームド・コンセントなどについては念には念を入れて検証されているが、費用についての論議はほとんど取り上げられたことがない。移植は、多くの関係者の善意と献身によって支えられてきたが、いつまでもそれだけに頼っていては、限界が来る。そろそろ医療費をどうするのか真剣に検討する時期が来ている。

（日本医師会雑誌第一二四巻・第三号「あとがき」より）

2000年
8月15日

医療費の抑制と定額払い方式

厚生省が実施してきたＤＲＧ／ＰＰＳによる「急性期入院医療の定額払い方式の試行」の結果が中医協に報告され、公表された。調査の計画作成時から、試行調査検討委員会のなかでは指摘され危惧されていたことだが、結局のところ試行病院の大変なご苦労や努力にもかかわらず、一年間の試行で得られたものは皆無に等しい。巨額の国家予算を使って実施されていることを考えると、検討委員会委員の一人として内心忸怩たるものがある。

「入院医療の効率化」、「医療の質の変化」、「業務内容・満足度の変化」などについて検討されたのであるが、ほとんどすべての検討項目について、「定額払い方式の導入による明らかな影響は認められない」、「定額払い方式の導入による影響を評価することは困難である」、「統計学的に有意な差は認められない」という結果に終始している報告書を見ると、外国でのＤＲＧ／ＰＰＳ方式の導入による医療費の動向の変化とは全く異なっている。その原因は、以前から指摘していたが、わが国ではすでに、すべての医療費の算定が診療行為別の点数制＝定額払い（ＰＰＳ）で行われていることにある。すなわち、わが国の医療保険制度は、すでに診療行為別（treatment related group：ＴＲＧ）の定額払い（ＰＰＳ）なのである（ＴＲＧ／ＰＰＳ）。この点は米国のＤＲＧ／ＰＰＳ導入前の自由診療制度とは根本的に違う。

したがって、わが国の現行のＴＲＧ／ＰＰＳによる出来高払い方式を、今さら巨額の国費を使って米国式のＤＲＧ／ＰＰＳに改変するのがよいのか、現行のＴＲＧ／ＰＰＳを手直しすることによって医療の効率化を図るほうがよいのか、この際もう一度、冷静に考え直してみる必要がある。

ＤＲＧ／ＰＰＳの試行開始以来、わが国では二度にわたって診療報酬改定、薬価改定が行われた。その結果、多くの病院で平均入院日数が著明に短縮し、わが国の医療費の増加にもブレーキがかかりはじめている。このことは、わが国ではＤＲＧ／ＰＰＳの導入以外にも、医療の効率化を図り、医療費の抑制を図る別の選択肢があることを物語っている。

注

ＤＲＧ：diagnosis related group　診断群分類

ＰＰＳ：prospective payment system　定額払い制度

（日本医師会雑誌第一二四巻・第四号「あとがき」より）

2000年
9月1日

混合診療は是か非か

国民皆保険を世界に誇ってきたわが国では、数年前までは禁句とされてきた「混合診療」が、最近では行政からも医師の間からもかなり大っぴらに議論されるようになってきた。日医総研においても混合診療の可能性を追求する動きがあるし、厚生省内でも種々の角度から検討が始まっているという。医療費が三〇兆円に達し、これ以上、ない袖は振れないという事情が根底にある。

今でも混合診療を禁止する根拠条文はないというが、実際には高度先進医療や室料の差額徴収などを除いて、患者に保険外負担を求めることは禁止されており、やってはいけないことになっている。

新しい薬や医療用具、新しい診断法・治療法が開発され、厚生省から認可されると、競って保険採用の申請がなされ、採用されるか否かが、それが普及するか否かの分かれ目になる。しかし、日進月歩の医療のなかで、新しく出てくる薬や医療用具、手術、インターベンショナル・ラジオロジーなどの新しい治療手段を無選別に保険に採用することは、医療費の面からも無理なことは明らかである。

厚生省が保険に採用するかどうかを決める選別基準には、安全性と医療費への影響の二つがあるように見受けられる。前者は当然であるとしても、医療費がどのぐらい増えるかという選別基準については問題がある。さらに新しい薬や用具、治療法が本当に有用であり、医療の質の向上に役立つか否かの十分な検討を待たずに保険に採用することについては大いに疑問がある。薬の再評価で、多くの薬の有効性が否定されたり、よいとされてきた治療法の有用性が疑問視される事例が少なからずあるのを見るにつけ、こういった新しい薬や用具、治療法などこそ混合診療の対象とし、有用性、有効性のエビデンスがはっきりと得られたものを保険に採用する方式を検討する余地があるのではなかろうか。ＥＢＭが強調されている現在、安易に混合診療をいう前に、保険の対象とされているすべての項目を、ＥＢＭという観点から再評価する必要があるし、それが本当の意味で医療費の無駄を省くことになる。

注　ＥＢＭ：evidence based medicine　根拠に基づく医療

（日本医師会雑誌第一二四巻・第五号「あとがき」より）

2000年
9月15日

少子化対策には、もっと女性の意見を

本号には、乳幼児保健講習会の記事が掲載されている。ここでも少子化が大きな課題である。

乳幼児の健康増進や子育て支援サービスについては、行政もさらに充実させるべくいろいろな施策を打ち出してきているが、肝腎の少子化には一向に歯止めがかかる気配は見えない。このままでは、〝笛吹けど踊らず〟の状態は改まりそうにもない。

少子化の原因については有識者によっていろいろと分析されており、それぞれに的を射たものと納得できるが、いくら分析を進めてもこのままでは少子化は恒久化しそうである。わが国の審議会や検討会はいずれも同様であるが、直接の当事者の声や意見が出にくいシステムになっている。子どもを生むかどうかを決めるのは、若い世代の男女である。しかも最終的に生むかどうかの決定権を持つのは女性である。すでに子育てを終わり、孫を相手にしているような世代の人たちが集まって、しかもほとんどの委員が男性で、少子化の対策や育児上の問題を検討してみても、そこにはおのずから限界があろう。このような問

題を検討する場では、少なくとも半数の委員が女性で、しかも複数の若い当事者世代を加えておくことが必要である。米国のいろいろな委員会の構成を見ると、必ずといってよいほど、少なくとも消費者代表が一名以上、当事者一名以上が加わっている。問題によっては女性も相当数含まれている。

少子化の影響は確実に、保育所、幼稚園、小学校、中学校、高等学校、大学に、数の問題として影響を及ぼしてくる。さらには、雇用、産業構造、消費動向へと確実に波及してくる。将来、その影響を最も強く受けるのは若い世代の人たちである。その頃には、現在いろいろと対策を云々している人たちのほとんどが生きてはいないと思われる。当事者となる人々の意見をもっと直接に反映できるようにシステムを改めない限り、少子化の傾向は反転するわけがない。

（日本医師会雑誌第一二四巻・第六号「あとがき」より）

2000年
10月1日

良質の医療は良質の卒後研修から

八月の初めに香川医大（現　香川大学医学部）の近くで開かれた第四三回全国医学生ゼミナールに、ほぼ三〇年ぶりに参加した。私が参加したパネルのテーマは「卒後研修」であったが、学生諸君が卒後研修の義務化をどのようにとらえているのか、また若手の講師たちが卒後研修をどう考えているのか、大変に興味を持って臨んだ。しかし大学病院での卒後研修が旧態依然とした教授支配のもとに行われており、中小の一般病院のほうがよい研修ができるといった観念的な見方が多かったことには、失望のほうが大きかった。以前と違って学生のうちに臨床を経験する機会も増えているので、大学病院での研修の実態は学生にも見えているはずである。

さて、目前に差し迫った卒後研修義務化の最大の問題は、研修中の身分保障と生活保障がどうなるかである。今までどおりの日雇いベースで、健康保険も超過勤務手当もなしに病院の働き手として、研修とは関係のない雑用まで研修の名のもとにやらされるのか。さらに、定員制の問題や、必修となる小児医療や救急医療のカリキュラム、指導医、研修施設をどうするのか。いろいろと論議はされているが、現実に具体化のプランは示されていないし、現時点では信頼できる情報もない。米国では、すでに何十年も前から全国の研修病院を網羅した卒後研修のガイドブックが発行され、学生がいつでもインターネットでアクセスできるようになっているが、わが国には学生に対するそのようなサービスもない。

卒後研修を義務化する以上、少なくともこれらの問題点をどのように解決していくのか、具体的な情報を一日も早く、広く公表すべきであろう。それとも介護保険のときと同じように見切り発車でとにかくスタートさせ、後は現場に任せようというのだろうか。医師の医療に対する姿勢は、研修の最初の一年目に決まるという。最初に身に付いた習慣や態度は、医師として一生続くのである。質のよい医療を確保するためには、良質の卒後研修制度を準備する必要がある。

（日本医師会雑誌第一二四巻・第七号「あとがき」より）

2000年
11月1日

医師に対するチェック制度

半月ほど前のことであるが、私たちの病院で重大な医療事故が発生した。亡くなられた患者さんとそのご家族に対しては何とお詫びを申し上げてよいのか、言葉もない。

医療事故を防ぐためには、人は過ちを犯すものだという前提のもとに、チェックシステムをつくることが重要であるとされている。今回の事故でもその重要性を痛感している。もう一つ強く感じていることは人の問題である。

医師には職業人としての能力と倫理性が求められている。医師としての能力では、自分が行う医療についての十分な知識と技能を持つことが不可欠である。医の倫理では、患者さんの人格を尊重し、医療の内容についてよく説明し納得してもらうことが基本の一つとされている。患者さんや家族との対話では、常に真実を語ること、また自分が知らないこと、分からないことは、はっきりと「分からない」「知らない」と認め、曖昧さを残さないことが大切である。決して嘘をついてはならないことはいうまでもない。それが患者さんの、また、家族の信頼を得る唯一の手段である。これができない人は医師という職業には向いていない。

医療におけるインフォームド・コンセントの重要性が繰り返し強調されているが、医師が職業人として必要な知識を持ち、真実を語らなければインフォームド・コンセントは形だけのものとなり、医療は根底から崩壊し、成り立たない。

わが国では、ひとたび医師免許を得ると一生医業に携わることが可能であり、医師に対するチェックがなされないことに対する有識者からの批判が増えつつある。私はこれまで、大部分の医師はきちんとした医療を行っているのだから、そんなことまでする必要はなかろうと考えてきたが、身近に重大事故が起こってみると、そのような制度も必要かもしれないと、自省の念を込めて、考えを変えつつある。

（日本医師会雑誌第一二四巻・第九号「あとがき」より）

研修医の身分保障・生活保障と良医

健康保険法等改正法案が国会を通過した。改革の動機は増加する国民医療費への国費の負担増を食い止めようとするもので、マスコミは一斉に、老人医療費においても一割の自己負担が導入されたことを大きく報じた。いろいろな見方はあろうが、患者にとっては単純に、医療福祉がまた一歩後退したことになる。消費税の福祉への目的税化など、根本的な医療福祉政策への十分な論議もなされぬままに、わが国の医療・福祉が少しずつ後退していくのは悲しいことである。

さて、老人医療費の一割負担が大きな関心を呼んでいるが、同時に医師法が改正され、これまでは努力目標であった二年間の臨床初期研修が必修化された。これを修了していないと、今後は自由に開業することもできなくなる。インターン制度の廃止以来、種々の曲折を経てようやく実現したものであるが、「医師の、患者を全人的に診る臨床能力を高めるための臨床研修を義務化する」という趣旨には、国民も医療関係者も諸手を挙げて賛成するだろう。ただ、これまで必修化したくてもできなかった最大の要因であった、研修期間中の医師の身分保障、生活保障について何らの具体策もなしに、義務化だけが先に決められてしまったことには大きな危惧がある。

研修医の厳しい生活環境については、マスコミもほとんど取り上げないので、多くの国民は知らないと思う。医大卒業生の四割近くが臨床研修を受けている私立医科大学病院の研修中の月額給与は、わずかに二万五千円から一九万三千円といわれ、普通の大卒の初任給を大幅に下回っている。健康保険も労災保険もないのが実態である。生活保護の対象となってもおかしくない状況で、結局、親のスネをかじって研修をしているのである。大学を卒業して三〇歳近くになるまでこのようなパラサイト生活をしている医師に、病人など弱者の心が本当に分かる良医になれるかどうか、国民にも考えてほしい。

研修を義務化した以上、研修中の身分と生活を保障することは、国の責任でもある。

（日本医師会雑誌第一二四巻・第一〇号「あとがき」より）

2000年
12月15日

頻発する医療事故

本号には去る九月二日に実施された「第二回患者の安全に関するセミナー」の記録が掲載されている。頻発する医療事故によって医師に対する国民の信頼が揺らぎかねない最近である。常に医療事故と隣り合わせている臨床医にとって、学ぶことの多い内容に満ちている。

講師のターンブル氏の基調講演のなかに、事故の原因の分析結果が記されている。事故の原因として、二八%がヒューマンファクター、二二%が遂行上のミス、一七%が環境要因、一四%が知識の不足、一四%が器材・装置の不備、五%が方針や手順の不備であったという報告は興味深い。またヒューマンファクターの最大の原因は、スタッフ間のコミュニケーションの不足であったというが、他人事ではなく耳が痛い話である。

わが国では、このような事故原因の分析は、まだこれから始められるところであるが、医療訴訟が多い米国では、ずいぶん以前から事故や患者からの苦情についての統計やその分析がなされている。数年前の米国外科学会の月報のなかに「Anatomy of surgical malpractice claims」（外科医療事故の構造解析）という論文がある。そのなかには九五〇〇件以上の分析結果が表示されているが、一位は不適切な手術、二位が誤った診断、三位が不必要な処置、以下、術後処置の不備、体内への異物の置き忘れ、処置の遅れ、投薬ミス、患者への指示や告知不十分、専門医への紹介の遅れ、患者の取り違えや臓器の間違い、などとなっている。いずれも、最近わが国でも医療ミスとしてマスコミに報道されている種類のミスであり、おそらく、その頻度の順位も、彼我の差は小さいのではなかろうか。

わが国では、外科医療におけるこのような事故の分析を見たことはないが、このような統計や分析結果を見ること自体が安全対策の出発点となろう。

（日本医師会雑誌第一二四巻・第一二号「あとがき」より）

2001年
1月1日

ＩＴ時代のコミュニケーション

いよいよ二一世紀の幕が開けた。今世紀の世界は、そして人類はどのようになっていくのだろうか。科学技術の進歩によって人類は遂にゲノムを手中にして生命をコントロールし、また地球を離れて宇宙を目指そうとしている。しかしその一方では、森林の伐採が進み、オゾン層が破壊されて地球の温暖化が始まるなど、地球規模での環境破壊が進んでいる。そしてＨＩＶ(エイズウイルス)や未知の病原体の出現による感染症の拡大が懸念され、チェルノブイリや東海村の例を見るまでもなく、放射能汚染の危険がいっぱいである。

科学技術が進歩して人類の夢が次々と実現されたが、人間の心や、人間社会を支えてきた倫理や法律、宗教や哲学、思想はこれについていけるのだろうか。利益や経済だけが価値判断の基準として優先される先進国では、生活は便利になって豊かになったように見えても、心の貧しさは覆うべくもない。

先進国はＩＴ(information technology)を利用して科学技術の恩恵を最大限に享受しようと躍起になっているが、開発途上国はその踏み台とされて南北格差は縮まるどころか、むしろ広がりつつある。
わが国は先進国のなかではＩＴの普及が立ち遅れているとのことで、その普及が二一世紀初頭の緊急の課題とされている。ＩＴ事業はわが国の経済再建の目玉にもなっているので、インターネットはコミュニケーションの主要な手段として急速に普及するものと予測される。人類のコミュニケーションは、これまで直接に会ってお互いに言葉を交わすことでなされてきた。インターネットが普及すれば、これは根底から変わってしまう可能性がある。このことが人の心に、また人間関係に及ぼす影響は計りしれない。医療の世界も例外ではなかろう。医師と患者の会話による信頼関係の重要性が強調されているが、インターネット時代の到来は医師と患者の関係にも大きな変革をもたらす可能性がある。

（日本医師会雑誌第一二五巻・第一号「あとがき」より）

2001年
1月15日

医療広告の規制緩和と誇大広告

二一世紀を迎えて、わが国でも医療制度の改革が始まろうとしている。その第一歩として、昨年末に医療法と医師法が改正された。そのなかで当面大きな関心を呼んでいるのは老人医療費の一割自己負担であるが、わが国のこれからの医療、特に医師と患者の関係に大きな影響を及ぼすのは広告規制の緩和だろう。これまで、医療広告は医療法によって厳しく制限され、医師や医療機関が広告できる事項はきわめて限定され、その結果、患者が得られる情報は最小限に抑えられていた。

インターネット時代を迎えて、これまでの医療法による広告規制はすでに有名無実化しつつあったが、今回の医療法の改正はこれを追認する形となった。今回の改正によって、これまで広告することができなかった、医師の略歴や医療の内容などが広告できることとなった。その結果、患者は医師や医療機関についての詳しい情報を得て、医師や医療機関を選択することが可能となる。略歴や診療実績をどこまで広告できるのか詳細は明らかでないが、ＩＴ時代に入りつつある今日、いったん緩和が始まれば、実際上、規制は不可能であろう。当初は、出身大学、研修歴、専門領域や専門医資格、臨床経験や治療実績などが考えられようが、ＩＴの普及とともに情報の提供範囲は拡大することとなろう。

そこで、特に重要なことは正確な情報を提供することである。広告に誇大広告はつきものである。医療の世界ではこれまでにも誇大広告は存在した。最近、世間では「名医のリスト」という類の書籍が流行しているが、専門の立場からみると、はてこの人がこの領域でそんな権威だったかしら？と首をひねりたくなるような人物が載っていることも少なくない。私が専門とする外科の領域でも、以前、金ラッパ、銀ラッパと称せられた有名な外科医がいたが、手術は口でするものではなく、腕でするものである。外科医が口で手術をするようでは、患者さんが迷惑するだけである。

ＩＴ時代に向かって、どのようにして正確な情報を消費者に提供していくのか。こと命にかかわるだけに大きな課題である。

（日本医師会雑誌第一二五巻・第二号「あとがき」より）

2001年
2月1日

医師としての適格性

医療事故といいたいのだが、報道の通りだとすれば〝医療ミス〟としかいいようのない事件が増えている。最近では民事による賠償請求だけではなく、刑事告発されるケースもある。医師や病院を叩けばよいというマスコミの相変わらずの報道姿勢は大いに問題であるが、このようなことが続けば、医療に対する国民の信頼が根底から揺らぎかねない。

昨年の暮れのことであるが、連日、医療ミスの事後処理に追われていた病院の事務長さんが高熱を出して内科に入院した。血液検査で肝機能障害が認められたが、幸い二週間余の安静で軽快して退院した。それはよかったのだが、後で事務長さんから話を聞いてびっくりした。入院中に一度も医師から身体的診察を受けたことがなかったというのである。研修医がときどきちょっと顔を出すだけで、ベッドの名札に名前の書いてある複数の主治医と思われる医師たちは、一度も病室に現れなかったし、科長の回診も一度もなかったという。

最近、私の家族が私大の附属病院に入院した。病室を訪れると数名の医師の名前がベッドの名札に書いてある。「どの先生が診てくれているの」と聞くと、「先生は毎日は来ない。来る先生が毎回変わるので、何先生だか分からない」という返事である。診療には一貫性と連続性が基本であるはずだが、最近は変わってしまったのだろうか。昔と違って、OSCE（客観的臨床能力試験）とかロールプレイなどの最新の教育技術を取り入れている医科大学が増えているはずだが、医師になってからそれを実践しなければ何の役にも立たない。また、グループ診療といえば聞こえはいいが、一つ間違えば無責任診療につながりかねない状況が見え隠れする。

医療における危機管理の整備は大切であるが、これらの事例を見ると、それ以前の医師としての適格性の問題が浮かび上がってくる。

すばらしい医師が多いのだが、なかにはどういうつもりで医師として働いているのか首を傾げたくなる者がいることも事実である。昔から〝医者を選ぶのも寿命のうち〟という言葉があるが、放置しておいてよい問題ではない。

（日本医師会雑誌第一二五巻・第三号「あとがき」より）

2001年
2月15日

ヒューマンファクターによる事故

医療界がリスクマネジメントのお手本としている航空機事故防止対策に警鐘を鳴らすニアミス事故が発生した。報道によれば管制官によるミスの可能性が高いという。〝To err is human〟「過つは人の常」というが、どんなに完璧と思われるリスクマネジメント・マニュアルをつくっても、それだけで事故を完全に防止することはできない。人間によるミスを皆無にすることはできないにしても、限りなくゼロに近づけるためには、どのような対策が必要かを真剣に考えて、実行することが重要である。今回のニアミス事故をきっかけに、航空業界では、行政も加わって管制官の再教育や整備がなされる模様である。

今回の日航機同士のニアミス事故の経過を見ていると、各方面の対応の早さには感心している。医療事故の場合と比較すると、その対応は異例の早さである。病院では、まだこれからリスクマネジメントのマニュアルを検討しようというところも少なくないし、医師や看護婦の再教育、人員配置の再検討などについては全く手付かずの状態である。

ヒューマンファクターによる事故防止には、定期的な再教育システムの導入と適正な人員配置が重要であるが、医師や看護婦の生涯教育については医療者の自主性に任せられ、免許の更新制度はない。パイロットの場合には機種毎に免許があり、一定期間毎にチェックがある。医療の場合とは大違いである。適正配置についても、病院では経営効率の観点からの適正配置はあるが、肝腎の医療効果、医療の安全確保の観点からの人員の適正配置は二の次である。このような基本的な欠陥を放置したまま、リスクマネージャーを配置したり、マニュアルをつくっても、ヒューマンファクターによる事故はなかなか減少しない。マニュアルには書かれていない構造的な欠陥に手を付けなければ、医療事故はなくならないと思うのだが。

（日本医師会雑誌第一二五巻・第四号「あとがき」より）

2001年
3月1日

心筋梗塞とプレホスピタルケアの重要性

いろいろな疾患で初療の重要性が指摘されているが、今回の特集で取り上げられている心筋梗塞はその最たるものであろう。一昨年来、私の周りでも三人の友人が心筋梗塞で倒れ、病院に緊急入院してバイパス手術や経皮的冠状動脈形成術（ＰＴＣＡ）による治療を受けた。成績はというと「二勝一敗」である。二人は軽快して社会復帰しているが、一人はＣＣＵ治療にもかかわらず、約一か月後に亡くなった。

高血圧症、高脂血症、糖尿病などの生活習慣病が増加しているので、心筋梗塞患者はさらに増加すると思われるが、診療所の一般開業医が心筋梗塞患者の初療に当たる機会は、そう多いものではない。しかし、最初の数時間の処置が患者の予後を左右することになるので、特に胸痛を主訴とする患者が来院する可能性のある内科、外科の医療機関では、緊急診断、緊急処置、専門病院との連携体制がとれるように普段から準備しておくことが必要であろう。

昔と違って今では、心筋梗塞も迅速で適切な処置を行えば治る可能性のある疾患となった。患者にとって重要なプレホスピタルケアは、実は医師だけの問題ではない。看護婦、検査技師、救急隊員、さらには患者の周囲に至るすべての人々の認識と行動が患者の救命につながる。残念ながら、わが国のこれまでの医学教育では、すべての医師が自信を持って現場で救急救命処置が行えるような実地教育は行われてこなかった。また、看護婦や救急隊員などにしても、前時代的とも思えるようないろいろな規則や規制によって、実施してよい救急救命処置に制約が加えられてきた。

一般の人々に対する人工呼吸法や心マッサージの教育は始まったばかりである。プレホスピタルケアでは特に医師以外の人々が果たす役割が大きい。米国の飛行機には以前から除細動器が常備され、必要があればスチュワーデスが除細動を行うというが、わが国ではどうなっているのだろうか。

（日本医師会雑誌第一一五巻・第五号「あとがき」より）

2001年
3月15日

強引な医療費削減とクリニカルパス

ここ数年、国民医療費の増加が注目されている。この増加を食い止め、医療費を減少させることが医療行政の中心課題となっているように見受けられる。また、マスコミや大方の医療経済の専門家も、これに同調する論調がほとんどである。必要でない投薬や検査を省き、薬価や医療材料、医療行為の対価を適正なものとすることに異論はない。

しかし、最初に医療費の総額を決めて、そのなかの配分調整に終始する今の中医協の対応方法では、国民が求めている、より質の高い医療の実現がもはや不可能であることは目に見えている。高齢者の比率が増大し、医学が進歩して、より質の高い医療が行われれば、医療費が増加するであろうことは子どもでも分かる理屈である。高齢になっても、より質の高い医療を受けることができるようにすることは、すべての国民が望んでいることである。

医療費の強制的な減少政策は、わが国の医療を確実にねじ曲げつつある。ほとんどの病院で入院手続きの際に、患者とその家族がまず最初に医師やケースワーカーから告げられることは、ここは急性期病床だから三週間しか入院できませんという説明である。最近ではこの説得に、本来はそういうものではないはずの「クリニカルパス」が利用されることが多い。全人的医療やオーダーメイドの医療が強調される一方で、まず入院期間の上限が決められ、治療半ばであっても、なかば強制的に退院や転院が勧告される現実を、現場の医師はどう受け止めたらよいのだろうか。

入院料の入院期間による最近の漸減システムでは、二〇日程度の入院期間が病院経営には最適らしい(短くしすぎても空床が増えて収入が減るという)。医療の必要性よりも経営が優先される医療を、若い研修医のときから叩きこまれた者は、将来どのような医師になっていくのだろうか。

医療費の強引な削減政策は、近未来的には消費者の消費マインドを冷え込ませ、経済の低迷を長引かせるばかりでなく、長期的にはこれまで築き上げてきたわが国の医療の崩壊につながりかねない。

(日本医師会雑誌第一二五巻・第六号「あとがき」より)

2001年
4月1日

官僚機構は、巧妙な責任回避システム？

養殖ノリに起きた異変をきっかけに地域住民の間で、有明海の干拓事業のためにつくられた水門を開けるべきか否かの争いが起きている。かつては水門をつくることに反対したが、今は干拓事業で働くことになったために、水門を開けることに反対している元漁民の話が先日、テレビでドキュメンタリーとして紹介されていたが、揺れ動く政治や行政に振り回される住民の複雑な思いが伝わってきた。「役人はすぐに替わってしまう。学識経験者も駄目だ」「われわれは、ここでずーっと海を眺めて生活しなければならんとですよ」という言葉が強く耳に残った。

これは何も農林水産省に限ったことではない。中央官庁や地方自治体では、行政の担当者は、人事異動によって二―三年でどんどん替わってしまう。ようやく仕事に慣れて事情が分かってきたところで他の部署へ移ってしまうのである。医療を担当する厚生労働省でもこれは全く同様である。

このように、いろいろな部署を異動して担当するメリットは、もちろん大きいのだろうが、一つの所にとどまって、五年、一〇年と同じ仕事を続けている者から見ると、まことに巧妙な責任回避システムという見方もできる。何か問題が起きたときには、それを決めた担当者はもういないのである。「引き継ぎをしていない」「資料が見つからない」といわれれば、それ以上責任の追及のしようがない。審議会や委員会に駆り出された学識経験者も責任をとってはくれない。これまでに唯一、行政や専門家の責任が明らかにされたのは、エイズの非加熱製剤のときだけだろう。

卑近な例では、病院の差額ベッド比率、医薬分業における門前薬局の是非、卒後初期研修の必修化と身分・経済保障、医師や看護婦の需給予測、年金や保険給付など、行政の方針変更で現場が右往左往させられた経験は少なくない。これらの原因は、担当者が現状をしっかりと把握して、長期的な視野で、責任を持って仕事をすることが無理な現在の官僚機構にある。せめて米国のように、大統領が代わるまでの四年間は部署を異動せずに、責任を持ってじっくりと仕事をするように、システムを改められないものだろうか。

（日本医師会雑誌第一二五巻・第七号「あとがき」より）

2001年
4月15日

外科の志望者減少

私が所属している日本外科学会の総会が四月一一日―一三日、仙台市で開催された。この学会は三万八千名を超える会員を擁するわが国最大の外科系学会であるが、百年を超える長い歴史を通じて増加し続けてきた会員数が、今回わずかではあるが初めて減少に転じた。診療科のなかで外科は「きつい、汚い、厳しい」との悪評高い3K科の代表とされ、最近の医学部卒業生の間では人気がないといわれている。それがついに数のうえでもはっきりと示されたわけで、私にとっては、かなりショッキングなことであった。今日のような少子化の時代にもかかわらず、小児科医の不足から、小児医療が危機的な状況に直面していることが指摘されている。外科でも、今の傾向が続くと同様の状況が出現しかねない。

他の診療科と違って、今日、外科医が外科で新規開業することは、資金面からも、採算性からもほとんど不可能である。したがって外科を続けようとすれば、病院で勤務医として働く以外にはない。その病院においても、外科や小児科は、今の医療保険制度のもとでは不採算部門であり、決して病院経営者に歓迎される存在ではない。不採算を理由に人員を削減されるため労働条件はさらに悪化するが、勤務医であるために勤務条件がきつくなってもそれで給与が上がることはない。これでは外科志望者が減るのは当たり前である。せめて採算がとれるレベルまで診療報酬点数を上げるよう、外保連を通じて毎年厚生労働省に要望しているが、なかなか実現しない。また保険点数が上がって病院の経営者の利益は増えても、それが勤務医の給与やボーナスに反映されたという話は聞いたことがない。勤務医である限り、保険点数が上がっても、労働条件がきつくなっても、給与には関係がないという今の勤務医の給与システムでは、今の若者にはアピールしない。外科診療報酬を是正し、その一部が勤務医の収入にも還元されるようなシステムを導入しなければ、外科志望者の減少は加速するばかりだろう。英国のように何か月も待たなければ手術が受けられないという事態が、近い将来、日本でも起こらないとは限らない。

注　外保連：外科系学会社会保険委員会連合の略。現在、約六〇の外科系主要学会が加盟している。

（日本医師会雑誌第一二五巻・第八号「あとがき」より）

2001年
5月1日

志望者減の診療科の人気回復策

まもなく今年の医師国家試験の結果が発表される。大学の先生たちが集まるとよく話題になるのが、最近の医科大学卒業生が志望する診療科が昔とは大きく変わってきたことである。このことは以前にも触れたことがあるが、昔は結構、人が集まった外科や産婦人科、小児科などの人気が落ちて、整形外科、形成外科、眼科、耳鼻咽喉科、皮膚科、麻酔科、放射線科などの、以前はクラインファッハと呼ばれていた診療科に多くの卒業生が集まる傾向が目立つのである。

この変化にはいろいろな要因があろうが、人気がなくなった診療科の旧態依然としたトレーニングシステムにも問題があることを、指導者は認識すべきだろう。レジデンシー制度の基本となった米国における外科の厳しいトレーニング制度が、戦後わが国に理想的な卒後教育モデルとして紹介された。しかし、精神論がまかり通るわが国では、これまで研修中の身分保障や経済保障の問題はさておいて、研修プログラムだけが主として論議され、取り入れられた。朝七時前から病室を回診し、八時半から手術室に入り、夕方に手術室から出てくると、休むまもなく手術患者の術後管理と、その日に入院した患者が待っている。一日の仕事が終わるのは夜九時過ぎ、という外科研修医の殺人的生活は、テレビドラマなどでは華々しく格好よく見えても、今の現実的な若者には、ばかばかしくナンセンスと感じられるだけだろう。医学部の学生も電車の中では漫画に読みふけり、携帯をもてあそぶ普通の若者である。九時から五時までの普通の勤務と、自分や家族との時間を持つ余裕のある生活を望んでいる。

人気がなくなり卒業生が集まらなくなった診療科では、これまでの研修方法を抜本的に見直して合理化しない限り人気の回復はおぼつかない。指導者側は昔を懐かしむのではなく、研修方法にも大胆な発想の転換と、合理化、効率化が求められている。医療といえども、ペダンティックな精神論だけでは通用しないし、これが誤りであることを認識すべきであろう。

(日本医師会雑誌第一二五巻・第九号「あとがき」より)

2001年
5月15日

誰のための病院か―家族の立場から病院を見ると―

身内に私大病院に入院している病人がいるので、最近、病院に行く機会が多い。医者としてではなく家族として行くのである。その立場で病院、医師、看護婦などを見てみると、今まで気づかなかったいろいろな問題に出会う。特に病院や医者と付き合うのは、病人や家族にとっても大変なストレスであることが分かった。

入院のときに最初に受持ち医からいわれたのは、「この病院は特定機能病院なので一か月以上は入院できません」ということである。入院する前にまず退院の話をされるのである。担当医や入院係の人から「よろしいですね」と念を押されると、家族としてはとにかく入院させてもらえないと困るので、うなずく他はない。病気が一か月で治る保障はどこにもないのに、一か月近くなると家族が受持ち医に呼ばれ、半ば強制的に転院を要請されるのである。病院にも事情はあろうが、病気が完全に治ってもいない患者を、規則だからといって治療よりもそれを優先して転院させることが、果たしてよい医療、よい治療者といえるだろうか。患者に対する医師としての責任をどう考えたらよいのだろうか。このようなおかしな医療保険制度を遵守する医学教育を受けていては、患者の治療に責任を持つ良医が育つはずがない。

もう一つ、家族にとってのストレスは、決まった受持ち医や看護婦が毎日きちんと患者を診てくれないことである。チーム医療とやらで、患者のベッドの名札には数人の医師と看護婦の名前が書かれているが、誰が責任を持っているのか分からない。「みんなで診ています」という説明では、患者も家族も納得できない。近頃の大学では「私が責任を持ちます」という医師を育てないのだろうか。チーム医療というと聞こえはいいが、うっかりすると無責任体制の隠れ蓑になりかねない。

新しい制度やシステムが矢継ぎ早に導入されているが、不完全消化の状態で施行されていることが多い。おかしな法律や規制に縛られ、経営優先システムが支配するもとでは良医は育たず、医療が医療でなくなる日がそこまで迫っているような気がしてならない。

（日本医師会雑誌第一二五巻・第一〇号「あとがき」より）

2001年
6月1日

ワット隆子さんの大いなる警鐘

先日ぼんやりとテレビを見ていたところ、英国で二千人以上の女性が上半身裸になってデモを行ったというキャスターの言葉が耳に入った。トップレスかと大いに期待していたところ、上半身裸でブラジャーだけを着けてデモ行進をしている情景が画面に映った。どういうわけか二百人ほどの男性も混じっていたという解説がおかしかったが、乳癌患者のキャンペーンが目的であったとのナレーションが流れて、なるほどと感心した。

今回の特集では乳癌を取り上げた。乳癌の診断・治療の先端的な話題が中心であるが、どうしても読んでいただきたいのは、ワット隆子さんの「患者から医師に望むもの」の一文である。これは単に乳癌だけの話ではない。患者や家族が医師に求めているのは、「病気を治してほしい」「ただでさえ苦しみ悩んでいる患者や家族を精神的にも肉体的にも絶対に苦しめないでほしい」という医療の原点と基本が切実に直截簡明に語られている。

病気を治すこと、患者の苦痛を取り除くこと、それに全力を尽くすこと、それが医師の仕事であり病院の仕事である。この本質的なことと比べれば、言葉遣いやアメニティが少しばかりよいなどということは枝葉末節である。患者様などという馬鹿丁寧な言葉を使う病院が増えているが、そういう病院に限って、患者さんや家族には無神経で、不用意な言動を平気でする粗野で未熟な医師や看護婦が多いように感じられるのは私の偏見だろうか。

患者や家族に負担を強いるような医療制度改革や、医の原点を忘れたインフォームド・コンセント（ＩＣ）、付け焼き刃のＥＢＭは患者や家族を苦しめるだけである。これらの発祥地である米国の実状も医療現場も知らない役人が、ＩＣやＥＢＭを金科玉条のごとく振りかざしてやみくもに推進し、評論家やマスコミは無批判に迎合してあおり立てる。それに踊らされて一緒に踊り出す情けない医学教育者や医師が増えていることへの、ワットさんの大いなる警鐘である。

患者さんや家族に決して希望を失わせてはならない。これはすべての医療の原点であり、ＩＣの際にも絶対に守らなければならない。患者には知る権利があるのと同時に、知らないでいる権利もある。それが患者中心主義である。今でも最後まで癌の予後の告知を受けない患者は、米国にもたくさんいる。

（日本医師会雑誌第一二五巻・第一一号「あとがき」より）

2001年
7月1日

株式会社による病院経営

小泉首相が議長を務める経済財政諮問会議が財政再建への基本方針を発表した。小泉内閣の基本政策が明らかにされたわけで、今後この方針がどのように具体化されていくのか注目される。この構造改革の七つの柱の一つが社会保障制度の変革であるが、このなかには、これまでのわが国の医療制度の根幹を揺るがしかねない要素が含まれている。これが実行されれば、社会保障の重要な柱である医療・福祉は大きく後退する危険性がある。

患者・国民にも「適切な自己負担」を求めるといえば聞こえはよいが、その具体策の一つとして自由診療を一部導入し混合診療を認めることが明記されている。また一方で、医療経営の合理化を促進する方策の一つとして、株式会社による病院経営も認めるように規制が緩和されるという。これらが実施されれば、わが国の医療保険制度の基本理念であった給付の平等やフリーアクセスの原則が根底から崩れることになろう。いったん混合診療が認められてしまえば、医療費抑制の最も安易な手段として、なし崩しに拡大されていくことは目に見えている。その一方で、本来的に利潤追求を目的とする株式会社が病院経営に参入すれば、医療は利潤を追求しないというわが国の医療法の精神は反古にされてしまう。これによって搾取されるのが、消費者である患者と、労働者である医療従事者であることは、米国のＨＭＯによる医療で、すでに証明済みである。

「効率化によって医療の質を落とさずに経費の節減を目指す」と書くことは容易であるが、ただでさえ低い今の診療報酬点数のもとで赤字に悩む病院が取りうる手段は、小児科や外科などの不採算部門を切り捨て、患者や家族に負担を押しつけることしかない。

受益者負担というと聞こえはよいが、わが国にも米国のＨＭＯ方式による大規模なチェーン病院群が出現して患者の囲い込みが始まり、一部の裕福な、あるいは特定のグループのみが利用できる、閉ざされた医療が大手を振って出現する危惧がある。切り捨てられるのは経済的弱者である。社会保障の基本精神に逆行するような改悪にならないよう監視していかなければならない。

（日本医師会雑誌第一二六巻・第一号「あとがき」より）

2001年
7月15日

医療事故の鑑定をめぐって

医療事故の報道が跡を絶たない。相変わらず単純ミスと考えられる事例が多いのは情けないが、医療訴訟が今後さらに増加することは確実であろう。医療事故の裁判では、争点が専門家の判断を必要とすることが多く、結審までに数年も要することがまれではない。当事者たちにとっては大きな負担である。

裁判が長引く原因の一つに、鑑定人の引き受け手がなかなか見つからないことが挙げられている。昨年から、この問題で裁判所と日本医学会との間で協議が始められたことが報道され、各学会にも協力を求めることになりそうだという。

手術に関連した医療事故についての鑑定を裁判所から依頼され、これまでに数件の民事裁判の鑑定を行ったことがある。鑑定書をつくるための時間と労力、ストレスは大変なもので、めったには引き受けたくないというのが偽らざる実感である。医療現場を見ていない症例について、カルテ、看護記録、画像などの資料だけから判断を下すことは非常に難しいが、鑑定では黒白をつける必要に迫られる。

最近、学会を通じてS地裁から手術に関連した医療事故の、民事裁判の鑑定の依頼があった。私の専門領域でもあったのでいったんは引き受けようと思ったのだが、その後、お断りすることにした。カルテのコピーなど、鑑定のための資料と一緒に送られてきた裁判所書記官の手紙のなかに、「鑑定料は三〇―五〇万円の間としてください」との一文があったからである。鑑定料の多寡の問題ではない。これまでに引き受けた鑑定では、裁判所から鑑定料について一方的に指示されたことはなかったし、鑑定を引き受けてからいくらでお願いしますといわれたこともなかった。労力に応じて妥当と考えられる額を提示して、裁判官と協議して決めるという形をとってきた。鑑定人には知識や経験とともに権力や権威、慣習にとらわれない厳正中立な判断が求められているものと理解しているが、最近は、裁判所がこの裁判の鑑定はいくらで、この裁判ではいくらと一方的に価格を決めていることは知らなかった。

わが国の医師は診療報酬で「まるめ」や定額制に慣らされているが、裁判の鑑定にまで定額制が持ち込まれるのはいかがなものだろうか。

（日本医師会雑誌第一二六巻・第二号「あとがき」より）

2001年
8月1日

世界に冠たる医療保険制度を守ろう

猛暑のなか、参議院選挙がたけなわである。小泉首相の人気は依然として高いが、小泉人気が選挙結果に結びつくかどうかに関心が集まっている。小泉首相への国民の期待は「構造改革」であるが、どのような構造改革になるのか、その具体的な中味が一向に明らかにされていないことに、国民は次第に苛立ちを強めている。すべては参院選が終わってから明らかにするという説明に納得するほど、政治家への国民の信頼は厚くない。

小泉政権の構造改革のなかには、医療制度の抜本改革が謳われているが、これまで、その具体的な全容は明らかにされていない。断片的に伝えられている医療改革の中味が、もしその通りであるとしたら、国民にとっては、改善どころか大変な改悪が実行されることになる。

そもそも、わが国の医療制度は患者にとって世界で最も望ましく、すばらしい制度として全世界の羨望の的となっている。国民の誰もが、自分が必要と考えたときに、いつでも比較的安価に同じレベルの医療を受けることができるわが国の国民皆保険制度は、間違いなく世界に誇れる制度である。改めるべきは制度自体でなく、制度の中の無駄であり、制度の改善であって、下手な抜本改革は国民皆保険制度を根本から覆しかねない。混合診療の導入、株式会社による病院経営、DRG／PPSの導入など、経済効率を最優先に、市場原理を重視する医療改革は、一時的には国の医療費の公費負担分を軽減するかもしれないが、国民の自己負担分の増加を加えた本当の国民医療費は、むしろ莫大なものとなろう。平等給付、平等負担の原則の放棄によって、国民が失うものはあまりにも大きい。

医療の現場で改善すべきことは少なくない。入院期間の短縮、社会的入院の排除、薬漬け・検査漬けなどの無駄の排除、医療内容に関する厳密な監査、高齢者医療の見直しなど、なすべきことは山積している。

同じ構造改革といっても、金融制度と医療制度とでは、その歴史も現状も問題点も全く別物である。「がらがらポン」という改革が必要な分野もあろうが、地道にこつこつと改善するほうがはるかによい結果を生む分野もある。これも立派な改革である。

（日本医師会雑誌第一二六巻・第三号「あとがき」より）

2001年
8月15日

診療報酬の算定は論理的・合理的であるべき

ご承知のように、わが国の現在の医療制度では、二年毎に診療報酬の改定が行われることになっている。来年はその改定が行われる年に当たっているので、医師会をはじめ各団体がこれに向けて要望をまとめている。

私が関係している外科系学会社会保険委員会連合（外保連）でも、八月に入り各学会からの要望をまとめる作業に追われている。このような仕事に私が関心を持ち始めたのは、かれこれ一五年ほど前、東京大学に勤めていた頃のことである。教職にありながらこのような問題に手を染めることになったのは、日常診療の質はむろんのこと、大学における研究も教育も医療制度と密接に関連し、診療報酬がわが国の診療、研究、教育のすべてを規定し、極言すれば医師の一生や医業を左右するポテンシャルを持つことに気づいたからである。だからこそ、診療報酬は、患者、医師を含めた国民が納得できる論理的・合理的で、適正なものでなければならない。

診療報酬算定の基盤となる医科保険点数については、多くの矛盾や不備が指摘されている。現在の個々の保険点数が高いか安いかは別にして、誰もが疑問を感じているのは、その算定根拠がきわめて曖昧なことである。行政の担当者に繰り返し質問しても明確な答えが示されたためしがない。きちんとした算定根拠が存在しないのか、批判に耐えうるような根拠がないために情報公開を避けてきたのか、いずれにせよ根本的な医療制度改革を前にこのままで済ませられる問題ではない。

外保連では設立当初から適正な手術報酬はいかにあるべきかについて学術的な研究を重ね、必要経費の原価計算に基づいた報酬の算定方式を理論的に確立し、「外保連試案」として公表してきた。これは必要な人件費、手術の所要時間、技術の難易度、使用機器の減価償却費、材料費などをもとに算定されており、現在、医科診療報酬についてわが国で公表されている、唯一の論理的な算定方式である。

医療費の総枠を最初に決めて、その配分の調整に終始する昨今の医療費の改定方式では、わが国の診療所や病院が立ち行かなくなることは、小児科医療や精神科医療、救急医療などの窮状や、中小病院の相次ぐ倒産を見るまでもなく明らかである。

（日本医師会雑誌第一二六巻・第四号「あとがき」より）

2001年
9月1日

医療・福祉は雇用の受け皿になれるか？

小泉首相がこれからやろうとしている抜本的構造改革の中身がどうなるのかは、今や国民にとって最大の関心事であろう。九月には予算編成も始まろうとしているが、改革がどのように具体化されるのか、国民は全く蚊帳の外に置かれ、情報はほとんど伝わってこない。早くから具体策を示すと、「抵抗勢力」から猛烈な反対が起こって潰されてしまうというのも分からないではないが、痛みに備えるためにも、国民にはもう少し具体的な形で知らせてほしい。

リストラによって失業者が増えることは避けられそうにない。オランダのようなワークシェアリングによる対策も議論されているが、主に論じられているのは、新しい分野の雇用を創出して受け皿とするというものである。受け皿として期待されてきたのはＩＴ関連分野であるが、ＩＴ関連が失速しつつある現状ではどうなるのか不透明である。もう一つの重要な受け皿として期待され、盛んに論じられているのは、介護、医療、福祉などの分野での雇用創出である。話としては分かりやすく、総論としてはいかにも期待できそうに聞こえるが、果たして今の介護、医療などの分野に新しい雇用の受け皿となるだけのパワーがあるだろうか。経営の悪化による病院の倒産が増え、診療科の縮小や人員削減による合理化が進められている現状では、医療分野に新しい雇用の受け皿となる余力は少ない。高齢者介護の分野でも、いったん参入した民間企業の撤退が続いている。実際に介護の仕事をしている人たちの七割までもが、介護による収入では生活できないと答えている現状では、本当に雇用の受け皿となれるのか疑問である。

一方で国民医療費の総枠を抑制する政策を続け、社会保障も聖域ではないとしてその伸びを極端に抑えながら、これらの分野での雇用創出を促進するといっても、本当に実現可能なのだろうか。医療、介護、福祉などでの今の抑止政策を改めることが必要だろう。私の考え方が未熟であり、杞憂にすぎないことを願っているのだが。

（日本医師会雑誌第一二一六巻・第五号「あとがき」より）

2001年
10月1日

卒後研修でさせてはならないこと

いよいよ平成一六年から二年間の卒後臨床研修が必修化される。これに向けて厚生労働省の医道審議会医師臨床研修検討部会で具体的な検討が進められている。先進国のなかでわが国ほど研修医にとって劣悪な環境のなかで卒後教育が実施されてきた国は見当たらない。識者によって、欧米の卒後教育のすばらしさが繰り返し紹介され、それに引き換え、わが国の大学病院の医局講座制度による臨床教育の不備が識者から耳にたこができるほど聞かされてきた。しかし、医局講座制度によって安上がりに医師の労働力を搾取し、これによって、これまで大学病院が辛うじて成り立ってきたことも厳然たる事実である。よい医師はただではできないことをまず認識したうえで、具体策を練らなければ、せっかくの必修化も成果はおぼつかない。

必修化に当たって、研修カリキュラムや研修施設の見直しが行われているのは大変結構なことであるが、米国の卒後研修では研修医(レジデント)がなすべきことと同時に、やってはならない項目も詳細に決められており、これも研修病院の指定を受けるための必須要件となっていることはあまり知られていない。米国では、レジデントの衣食住が完全に保障されていないと卒後医学教育認定協議会(ACGME)から研修病院として認定を受けることができない。また、研修カリキュラムがきちんと決められていると同時に、レジデントにやらせてはならないこと(Non-educational activity of residents, superfluous counter-productive unnecessary time)も詳細に明記されている。このなかには採血、点滴の針刺し、ECGやX線撮影、栄養チューブの挿入、尿道カテーテル挿入、保険事務などが含まれている。わが国とは医療制度に違いがあるにせよ、「非教育的なルーチンワークはやらせない」という基本姿勢が貫かれているのである。

最近は労働時間についても大変厳しく、ドイツをはじめEU諸国では、一日当たりの労働時間は一〇時間以内、一週間でも六〇時間を超えないことと決められており、当直の翌日には休息が保障されている。米国でも週一日は休日を与え、当直は週二日以内とすると定められている。欧米の優れた研修制度は、このような禁止項目があって成り立っているのである。わが国でも、必修化に当たっては何をすべきかとともに、させてはならない事項についてもきちんと明記して、これを実行することが重要であろう。

(日本医師会雑誌第一二六巻・第七号「あとがき」より)

2001年
11月1日

財務省厚生局による〝医療改悪〟

小泉内閣の〝医療制度改革〟の具体的な中味が明らかになるにつれ、改革が実は経済だけを重視した、国民にとっては〝医療改悪〟でしかないことが明白となってきた。国家財政の赤字解消を優先させた、低所得者層や高齢者などの弱者切り捨て案である。リストラによる首切りを先行させて雇用対策は後から考えるという手法が医療制度改革でも使われ、とにかく負担を増やして、対策がどうなるのかは明らかにされていない。厚生労働省がこれまで推進してきた社会保障の理念は全く影を潜めている。厚生労働省の「医療制度改革試案」には〝二一世紀の医療提供の姿〟として厚生労働省の描くわが国の今後の医療体制のイメージが別添されているが、当面進められる近未来の施策案を見る限り、このイメージからは遠のくばかりである。

具体的な施策の一つとして、一〇年間にわが国の病床数を半減する計画が示されている。先進国の人口当たりの病床数が参考資料として表示され、先進国のなかでわが国の病床数がいかに多いかが強調されているが、米国では全人口の四〇%近くが十分な医療を受けられず、また、病院の門前に建ち並ぶ、患者と家族のためのモーテルが外来に通う患者で繁昌している実態は、この表からは読み取れない。また、英国では急性期ベッドや医師不足のために、手術を必要とする患者の入院待ちが一二―一八か月にも及び、国民の不安と不満が高まっていることもこの表では分からない。英国では、この不満を解消するために、バスや列車を仕立ててドーバー海峡を越えてフランスに患者を送り込んでフランスの病院で手術をしてもらおうという計画があり、英仏の政府間ですでに話し合いが行われているし、今後一〇年間に医科大学を一〇校ほど増設する計画が進行していることも、この表には出てこない。

国民の医療需要の予測が難しいことは、わが国に限ったことではないようだが、欧米の先進国ですでに失敗した経験を、実態をしっかりと調査もせずに、わが国にそのまま持ち込もうとする改革(改悪)案は、全く理解に苦しむところである。

(日本医師会雑誌第一二六巻・第九号「あとがき」より)

2001年
12月1日

わが国のEBMは〝エコノミー・ベイスド・メディスン〟

EBMが evidence based medicine（根拠に基づいた医療）の略であることは誰でも知っている。医療にはエビデンス（根拠）がしっかりしていることが不可欠であるが、わが国では、しっかりした根拠もないのにEBMという言葉だけが一人歩きを始めそうな懸念がある。

わが国のEBMには、実はもう一つのEBMがある。economy based medicine（経済を優先する医療）である。とにかくこれ以上の医療費の増加を抑えることを至上命令として、それが医療制度改革であるとするEBMである。米国から発信された前者のEBMを隠れ蓑として、確たるエビデンスもないのにEBMをスローガンとして掲げ、後者のEBMによって医療費の膨張を抑えようとする医療改革が進められようとしている。医師や学者のなかにすら、これに同調する者が見受けられることは大変に憂慮すべきことである。

evidence based medicine の発信元である米国においてすら、これからリサーチを行って何が質の高いエビデンスであるのか、それをどのように実地臨床に活用したらよいのかの検討が始まろうとしている段階である。米国の外科の最大組織である米国外科学会(American College of Surgeons)に Office of Evidence Based Surgery の設置が決まったのは平成一三年六月のことである。これから、ここが中心となって外科系医療の治療成績の分析と評価を行い、根拠に基づく医療情報をどのような方法で臨床現場の医師に伝え、EBMの教育を徹底させるかのプランが検討されようとしている。米国の癌治療でエビデンスに基づいた医療が行われるのは、昨年から症例の集積が始まった大規模研究の結果が分析される約一〇年後になるだろうといわれている。残念ながら、わが国では癌治療を例にとると、質の高いエビデンスは皆無に等しいのが現状である。他の分野でもこれは大同小異であろう。

EBMという言葉が安易に使われ、言葉だけが先行している現状を認識しなければならない。わが国では economy based medicine 実現のために、実体の伴わない evidence based medicine が利用されているような気がしてならないのである。

(日本医師会雑誌第一二六巻・第一一号「あとがき」より)

2001年
12月15日

弱者に対する医療差別——貧乏人は麦を喰え——

二一世紀の第一年目が終わろうとしている。期待に反して暗いニュースばかりが目立ち、多難な新世紀の幕開けであった。テロ、狂牛病、リストラ、倒産、失業。どれも簡単に解決されるような問題ではなく、改革の成り行きによってはさらに深刻化し、泥沼に入り込んでしまう危険すらある。

医療保険改革の具体的な方針が発表され、診療報酬のマイナス改定、老人医療費の一割負担、被用者保険本人の医療費の三割負担、ボーナスからの保険料徴収などが実施されることになった。株式会社の参入や混合診療の問題は先送りされたようだが、今後もこれらの問題は絶えず顔を出してくることは間違いない。

株式会社による病院経営について賛成する医療従事者は皆無といってもよいと思うが、混合診療の導入については、専門学会などではちらほら賛意を表する医師が見られるし、マスコミのなかにもこれを容認してもよいという論調が見られることは憂慮すべきことである。医療内容そのものへの混合診療の導入容認は、差額ベッドや特別な食事に対する自己負担とは本質的に異なる医療差別を意味し、やがて医療福祉の根幹を揺るがすことになる。昔、「貧乏人は麦を喰え」といった首相がいたが、医療の平等給付の原則は守り続ける必要がある。

現在の医療保険制度において一部混合診療が認められていることはあまり知られていない。特定療養費払いによる「高度先進医療」は、実は混合診療そのものである。すでに一三六項目の医療、処置、検査、診断法などが高度先進医療という名のもとに混合診療として認められている。高度先進医療(混合診療)が認められるのは、特定機能病院とそれに準ずる病院という制約はあるが、現行の医療保険制度は混合診療をすでに認めているのである。混合診療をこれ以上拡大することは、社会の弱者に対する医療差別を容認することであり、軽々に論ずることは厳に慎むべきである。

(日本医師会雑誌第一二六巻・第一二号「あとがき」より)

2002年
1月1日

米国医療の動向とわが国の〝医療改悪〟

二一世紀は同時テロとそれに対する大規模な報復で始まった。テロと報復の連鎖が続き、勝者と敗者、富める者と貧しい者の二極化が進む殺伐たる世紀にならないことを祈るばかりである。

米国外科学会会員(FACS)になってから今年でちょうど三〇年になる。ACSは現在の米国の外科医療の基盤をつくり、二〇世紀後半の、世界の外科医療の潮流をリードしてきた世界最大の外科系学会である。国際委員会の委員や、日本支部の Governor(支部長)を務めていた関係で、この学会にはできる限り参加するようにしてきた。専門領域の最先端を学び、また米国の医療の動向を知るうえで大変に得るところが多かった。

わが国の医療が導入しようとしている informed consent, peer review(専門家による評価), second opinion, primary care, family physician, emergency medicine, DRG, DRG/PPS, HMO, managed care, clinical pathways, evidence based medicine などいずれも、わが国に紹介される数年ないし一〇年以上前から、ACSの年次総会や各種委員会で

取り上げられ、検討が重ねられ、またその対策が練られてきたのをつぶさに見てきた。経済効率を重視するＨＭＯ（病院経営株式会社）による managed care（管理医療）の横行によって、米国の医療が危機に瀕していることは、わが国にもようやく少しずつ知られるようになってきた。最近二年ぐらいの間に、米国の外科医療で最も頻繁に聞かれるキーワードは patient's rights（患者の権利）、patient's safety（患者の安全確保）、quality assurance（医療の質の維持）の三つの言葉である。裏を返せば最近の米国の医療では、以前は当たり前であったこれらのことが守られなくなったことを意味している。安全で質の高い医療を受けることは患者の当然の権利である。

わが国では医療制度改革と称して、国民にとっては改悪としかいいようのない経済優先の数々の施策が実施されようとしているが、マスコミによる最近の世論調査では、国民の六〇％以上が小泉内閣の医療改革には「反対」と答えている。道路公団の民営化や金融制度改革には七〇％以上が「賛成」としていたのとは対照的である。国民も小泉内閣は支持していても、その医療改悪には反対なのである。

注　ＦＡＣＳ：Fellow of American College of Surgeons　米国外科学会会員

（日本医師会雑誌第一二七巻・第一号「あとがき」より）

2002年
1月15日

良医の育成のために

今年は医療の世界でもいろいろな変化が起こりそうである。わが国のように、国民皆保険による医療のすべてが細部に至るまで国によって規定されている現状では、医療制度の変革はダイレクトに日常医療の現場に反映される。年金生活者や低所得者層に対する医療におけるセーフティーネットがどのように準備されるのか、明らかにされていない。昨年末に発表された医療制度改革の進め方によっては、痛みを分かち合っているうちに死んでしまったり、重症化してしまう国民が出ないとも限らない。

改革ばやりの昨今であるが、わが国の医療の世界で遅々として進んでいないのが、医師の教育制度である。医療をよくするための根本的で、確実で、手っ取り早い方法は、質の高い良医を育てることである。教育に携わる者の誰もがこれを認識し、過去何十年もの間、医科大学(医学部)の入試から、卒前教育、国試制度、卒後研修、専門教育、生涯教育のそれぞれの段階でいろいろな検討や提言が繰り返されてきた。しかし、かけ声ばかりで、変革は遅々としてあまり進まない、というのが実感ではなかろうか。

今度の医療制度改革プランでは、二年間の卒後臨床研修の必修化が実施されることになっているが、具体案の検討はまだこれからという状況で、改革プランのなかでは最も曖昧模糊としている。連続性、一貫性が不可欠な医師養成教育のなかで、最初の二年間だけを取り上げて、制度を必修化することの意義がどこにあるのか疑問がある。それ以前の卒前教育、それ以後の専門教育との一貫性、連続性なしに、質の高い良医が果たして育つのだろうか。

まだ希望的観測の段階ではあるが、卒後臨床研修の必修化によって、研修中の医師の経済的・身分的な保障が少なくとも二年間は保障されるようになるであろうことは、医療制度改革によるポジティブな側面である。大学を卒業してなお、親のスネをかじり続けるという、常識では考えられない歪んだ生活を続けていては、良識ある医師は育たないと思うからである。

（日本医師会雑誌第一二七巻・第二号「あとがき」より）

2002年
2月1日

診療科による診療報酬点数の大きな格差

わが国の医療における社会保険診療報酬点数は二年毎に見直しが行われ、中医協で協議のうえ改定されることになっているのはご承知のとおりである。今年の四月はちょうどその改定の時期に当たっているので、厚生労働省の担当者は目下泊まり込みで原案づくりの作業に追われている。外科系学会社会保険委員会連合（外保連）の仕事を永年続けている関係で、保険診療報酬の仕組みには関心を持っている。本来、診療報酬は原価計算を基盤にきちんとした理論的根拠を持って算定すべきものと考えられるが、現行の保険点数がどのようにして決められたのか全く情報もないし不明である。残念ながら、このような理論的な診療報酬の算定に取り組んできたのは、わが国では外保連だけなのである。

その結果、現行の診療報酬は診療科によって大きな格差が生じている。現行の保険点数では、わが国の小児科医療は経営的に成り立たず、小児科医が激減し、子どもを持つ親が不安を募らせている。前回の改定で小児科の点数がいくぶん改善されたとはいえ、まだ十分ではない。救急医療、外科、産婦人科などは、小児科に次ぐ経営破綻予備群である。

このような診療報酬格差が存在することは、身近なところでは、医師の求人広告や電車の駅から見える診療所の広告にも現れている。外科や小児科などの医師と、眼科や内科などの医師の求人広告における年収の差は数百万円にものぼるし、広告に見られる診療時間の長さも内科や外科と眼科とでは二時間程度も違っている。これでは医学生の卒業後の診療科の選択にも影響してくるのは当たり前で、今どきの賢い医学生が3Kで、しかも低収入の診療科を選ぶはずはない。

診療報酬のマイナス改定が決定されたが、今回の報酬点数改定が具体的にどのようになるか全く予断を許さない。しかし、EBMの実施が強く求められている医療の世界である。診療報酬についても evidence based であってほしいと願うものである。

注　3K：きつい、汚い、厳しい、暗いなどの解釈がある。診療科のなかでは、外科がこれに当たるとされている。筆者は現在、外保連会長

（日本医師会雑誌第一二七巻・第三号「あとがき」より）

2002年
3月1日

家庭用の医療検査器具

昔から体温計はどこの家庭にもあったが、最近では血圧計だけでなくいろいろな検査器具を購入し、健康の自己管理に役立てようという人が増えている。大変に結構なことだと思う。わが家でも血圧計のほかに、最近、体脂肪計なるものが購入され、肥満気味の私は、家内から体重の管理を強く迫られているが、なかなか思いどおりにはならない。

体脂肪計による脂肪組織量の測定原理を知らなかったので、何でこんなことで脂肪の量が分かるのか半信半疑であったが、今回の特集の論文を読ませていただいて初めて納得がいった。

生活習慣病の概念が普及し、健康管理の重要性が認識されるようになるにつれ、健康食品ブームに代表される、いわゆる代替医療なるものと、家庭用医療検査器具や家庭で手軽にできる体外検査薬が急速に普及しはじめている。外来などで、患者さんからその使い方を聞かれることも少なくない。在宅医療の拡大も、もちろんこれと大いに関係がある。

このような測定機器や検査薬を使う場合に最も大切なことは、①測定の原理を知っておくこと、②正しい使用方法を知ること、③結果をどのように解釈するか、の三つであろう。いずれについても、医師は患者に対してきちんとした説明ができることが望ましい。本誌の性格上、今回の特集では、個々のメーカーの製品の特徴や優劣について必ずしも十分に触れられていないが、それぞれの領域の先生方は、専門分野の製品については熟知しておられるものと思う。

もう一つ大切なことは測定結果の記録である。記録によって経時的な変動や傾向が分かるし、健康に対する関心も高まる。素人の記録と侮ってはなるまい。正確な記録を多数集めることができれば、これまで知られていなかった病態の解明につながるかもしれないし、新しい疾患の発見の手がかりが得られるかもしれない。

（日本医師会雑誌第一二七巻・第五号「あとがき」より）

2002年
3月15日

外科医療の質は、病院単位の手術数で判断できるのか？

平成一四年四月に実施される診療報酬改定の概要が明らかにされた。かけ声だけの小泉内閣の構造改革のなかで、唯一具体的なタイムスケジュールが示されたのは医療制度改革のみである。国は財政負担を一切せずに、国民にだけ負担を強いる内容である。このような医療制度改革の説明に、厚生労働省の役人がしばしば使うのが、「医療の質の向上」、「効率的な医療提供」、「機能の分化」というもっともらしい言葉である。詳細を知るよしもない国民や、現場を取材しない不勉強なわが国のマスコミや評論家は、これを鵜呑みにして、バラ色の幻想を振りまいている。

今回の改定のなかで、外科系の医師としてどうしても納得しがたいのは、手術について行政が一方的に病院単位の年間手術数によって施設基準を設け、さらに診療報酬に三〇％という大幅な格差を設けていることである。どのような根拠で、このように一律な基準が一一〇〇もの手術に設けられたのか何の説明もない。手術は外科医が行うものである。外科医の総合的な力量を軽視したこのような改革が、どうして外科医療の質の向上につながるのか、全く理解に苦しむ。

確かに、きわめて特殊な臓器移植や心臓手術については何らかの施設基準があるほうがよいと思われる。しかし、今回のように、まず診療報酬が一万点以上の手術を選んで、全く根拠の曖昧な手術数を指標に、行政が一方的に施設基準を設定するなどという馬鹿げた制度は、外国でも聞いたことがない。

かつて、食道・胃手術で有名なある大学の外科医局の出身者が、国元の病院に戻って胃潰瘍の患者の胃を片っ端から切りまくったために、近隣の村々が「無胃村」になったという笑えない話がある。手術数だけで外科医療の質を云々し、外科医の力量を判断するのは誤りである。

「医療の質の向上」と「効率的な医療提供」という美辞麗句のもとに患者の権利を制限し、患者と医師のよき信頼関係を危うくし、外科医療に無意味な規制を加え、ひいてはわが国の外科医療の質の低下を招きかねない医療改悪は、早急に改めるべきである。

（日本医師会雑誌第一二七巻・第六号「あとがき」より）

2002年
4月1日

「禁煙政策」の推進

禁煙問題を特集として取り上げるのは二回目であると記憶している。喫煙による健康被害が指摘されはじめてから、すでに四〇年以上になる。わが国でも少しずつ禁煙に対する社会的関心が高まり、禁煙運動も広がりつつあるが、欧米と比べると国民の禁煙の達成度は低い。特に、若年層の喫煙率はむしろ増加傾向にあるという実態は憂慮すべきことである。

日本医師会をはじめ、さまざまな団体や職場が禁煙運動を積極的に進めている一方で、テレビではたばこの販売促進のコマーシャルが堂々と流され、街頭や車内では不特定多数の国民を対象にたばこの広告があふれている。同じテレビで、日本医師会が喫煙の害を説く一方で、ＪＴやたばこの会社は喫煙のマナーを説くようなふりをして喫煙の大宣伝を続けているのである。行政のレベルでも厚生労働省が健康被害の情報を流し、禁煙運動を進める一方で、たばこ販売による税金収入を失いたくない財務省はＪＴを応援して、いまだに受動喫煙による健康被害を認めないばかりでなく、能動喫煙による健康被害をも認めようとしないのである。同じ政府によって、禁煙運動と喫煙奨励が同時に行われ、しかもそのいずれにも国民の税金が、直接的、間接的に注ぎ込まれているという何ともおかしなことが続いている。

欧米で国民の喫煙率が急速に低下している国に共通しているのは、政府がたばこによる健康被害を公式に認知して、「禁煙政策」を推進していることである。禁煙が「運動」に留まるかぎり、その効果は遅々として上がらない。「政策」として禁煙を取り上げ、国民の健康を守ることは政府の当然の務めであろう。禁煙を徹底させるだけで、二兆円近くの医療費の削減効果があるという。医療費の増加を喧伝して国民に三方一両損を押しつける政府が、なぜこのような一挙両得の政策を取り上げようとしないのだろうか。

（日本医師会雑誌第一二七巻・第七号「あとがき」より）

2002年
4月15日

医師一人ひとりに必要な〝広報活動〟

ムネオ疑惑の摘発に端を発した国会議員の政策秘書がらみの数々の疑惑は、与野党の有力議員の議員辞職にまで発展し、意外な展開を見せている。その後も週刊誌上では内部告発記事が後を絶たない。決して質がよいとはいえない週刊誌の告発記事を契機として、マスコミ全体の論調が一斉にがらりと変わり、首相や政府の中枢にある要人までもがこれを上手に利用して政敵を葬り去る様子を見るにつけ、現代社会におけるマスコミの猛威と、わが国の民主主義と政治の危うさを痛感している。

わが国のマスコミにとって医師のイメージは、患者を薬漬け、検査漬けにして儲けているという医師性悪説が基調となっており、このようなフィルターを通して記事が書かれていることが多い。いつのまにか国民もそのような眼で医師を見ている。情報化が進む今日、情報を選択して管理することができるマスコミの影響はますます強くなると思われるが、今回の日本医師会の代議員会で本会の広報体制が焦点となり、「情報・広報センター」が設置され、常時、対外的な広報活動を行う方針が打ち出されたことは、遅ればせながら大変結構なことである。

しかし、それと同時に会員一人ひとりが、自分の職場や自分の地域で行う広報活動もこれに劣らず重要であろう。米国では一人ひとりの医師が医師会や自分が所属する学会の支部の指令に基づいて、自分たちの主張を手紙に書いて、その地区の有力者や議員、州知事などに一斉に直接送りつけるキャンペーンが普通に行われ（議員や有力者に送る手紙のサンプルは学会が準備する）、また有力学会はワシントンに議会に対するロビー活動のための学会事務所を置いて、常時、議会でロビー活動を展開している。

医師は医業に専念していることが最善であるが、今の時代はそれだけでは理想とする医業が続けられなくなりつつある。

（日本医師会雑誌第一二七巻・第八号「あとがき」より）

2002年
5月1日

再生医療の行方

つい先日、日本再生医療学会という新しい学会がスタートした。再生医学、再生医療という耳新しい言葉は数年前から聞かれるようになってはいたが、この一、二年はマスコミなどでも取り上げられることが多く、二一世紀の医療のキーワードの一つとなっている。京都で開かれた学会の設立総会には、臨床各科の医師や、生理学、生化学、免疫学、病理学などの基礎医学分野の研究者はもちろんのこと、工学系の研究者、生物学、物理化学などの理学系、薬学系、農学系などバイオサイエンスに関連を持つ多くの領域から二千人を超える人々が集まり、八会場に分かれて行われた研究発表では熱気にあふれた討議が続けられた。

この学会には、二つの点でこれまでの学会に見られない特色がある。第一はきわめて多くの領域の研究者が集まったことで、製薬会社をはじめ、医療に関連を持つ産業やベンチャービジネスの人たち、マスコミ、一般の人々(患者さん?)、学生などまでもが、多数参加していた。この新しい領域に対する社会の関心の大きさと、今後の医療のあり方を象徴する現象かもしれない。第二の特色は、二〇、三〇代の若い会員が大変多いことである。バイオサイエンスの最先端の領域ということで、若い研究者が多いことは当然といえば当然であるが、二〇、三〇代の人たちが何のためらいもなく生命の根源や組織の分化に介入していく現状を目の当たりにすると、期待と同時に、ある種の危うさを覚えるのも事実である。

すでに胚性幹細胞、体性幹細胞、特定胚などによって、血液、骨、軟骨、歯、皮膚、脳神経、筋肉などの組織から、心臓、膵臓、肝臓、眼などをつくることが可能である。生殖医療に見るまでもなく、バイオエシックスは人類が直面する大変に重要な課題である。バイオサイエンスの進歩によってもたらされた再生医療は二一世紀の有望産業の一つとして位置づけられようとしている。新しい技術の導入によって疾病が克服されることを期待する一方で、生命科学の独走がもたらす人類の行く手に一抹の不安を感じているのは私だけだろうか。

（日本医師会雑誌第一二七巻・第九号「あとがき」より）

2002年
6月1日

欧米で見限られる医師という職業

先頃、三〇数年ぶりに会った米国の外科の友人から大変ショッキングな話を聞いた。最近米国では、医学部を卒業して医師として働きはじめた人の約三〇%が、卒後数年のうちに、医師という職業を捨てて転職をしてしまうという。engineer（技術者）になったり、business school や law school に通って資格をとって転職する人が続出しているというのである。米国でも、トレーニングがきつく、医療訴訟の対象となりやすい外科医の志望者が激減し、かつては競争の激しかった一流病院でも外科のレジデントの定員が埋まらないという話や、一時人気のあった family physician（家庭医、かかりつけ医）の志望者が急激に減ってきているということは聞いていた。しかし、三〇%もの若手医師が、かつては憧れの職業の一つであった医業を捨てて転職しているという話は、ショッキングである。

最近、ドイツ外科学会に参加して帰られたばかりの外科の教授から聞いたことだが、ドイツでも医学部に入学した学生の三〇—四〇%が、医師にならずに在学中に他の領域に鞍替えをしてしまうという。医師数過剰という問題もあろうが、かつては考えられなかったことである。

このような大きな変化が欧米で起きている背景には、医療政策、医療制度の影響がある。まるめ払い（DRG／PPS）の導入による医療費の削減と、市場原理を至上とするHMOの参入によって、わが国がお手本としてきた米国医療の質は急速に低下し、レジデンシー制度は崩壊の危機に瀕している。かつては社会保障の先進国であった英国の医療も、サッチャー政権の過度の医療費引き締め政策によって見るかげもなく瓦解してしまった。このような現状を目の当たりにしては、利に敏い今どきの優秀な学生が医師という職業を見限るのも当然かもしれない。

いまだに、欧米の医療制度はわが国よりも優れているとの幻想を捨てきれず、医療への市場原理の導入を企図する厚生労働省や、米国の医療を至上のものとして喧伝するわが国のマスコミは、このような医療現場の現実をきちんと認識してのことだろうか。医療制度改悪の影響は、やがてわが国でも確実に現れてくる。そうなってしまってからでは、もはや手遅れなのだが。

（日本医師会雑誌第一二七巻・第一一号「あとがき」より）

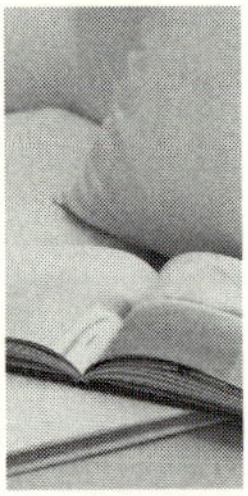

二〇〇五年を迎えて

新年明けましておめでとうございます。

今年が会員の皆様にとって幸せの多い年であることを心よりお祈り申し上げます。

会長として本学会をお預かりしてから一年が経ちました。外科医療を取り巻く環境はますます厳しく、外科医療の行方にいまだ明るさは見えません。昨年の後半には、規制改革・民間開放推進会議が「混合診療の全面解禁」を画策し、年内の実現を進めようとしたことから、医療界に大きな議論が巻き起こりました。わが国の医療制度の基盤をなすフリーアクセス、平等給付の原則を根幹から揺るがすことになりかねない改悪案であったために、日本医師会、病院団体、厚生労働省、外保連、内保連などの専門学会・団体も珍しく一致してこれに反対し、その結果全面解禁を何とか阻止しえたことは大変によかったと思っています。本学会も外保連の一員として混合診療の全面解禁には一貫して反対してきました。

一部の学会の会員のなかには、混合診療を認めることによってこれまで保険で認められていない治療法や薬が使えるようになり、また医業経営上からも利点が多いとして、全面解禁に賛成する方がおられると聞いています。短期的に病院経営が楽になることがあっても、市場原理の跋扈によって早晩、病院間の熾烈な淘汰が起こり、医療の質がよくなるどころかかえって低下する結果となることは、市場原理に医療を委ねてきた米国の医療の歩んだ道筋や惨澹たる現状を見れば明らかです。必要なことは混合診療を認めることではなく、新しい薬や治療法をできるだけ早く保険で使えるようにすることなのです。

混合診療の全面解禁は何とかくい止めることはできましたが、特定療養費制度を利用した混合診療の大幅な拡充が実施される趨勢にあります。具体案はいまだ示されていませんが、本学会も専門集団としてその行方を監視し、積極的に発言していくことが必要と考えています。

さて、これからの医療ではこれまでにも増して患者中心の医療を実践していくことが必要となります。患者中心の医療をいうことは簡単ですが、何が患者中心の医療なのか、医療を担う当事者である医師は具体的にどうしたらよいのか、そのイメージをつかむことは意外に容易ではないようです。欧米の内科の主要な学会が中心となってつくられた「新ミレニアムにおける医療プロフェッショナリズム—医師憲章」(Medical professionalism in the new millennium : a physicians' charter, Lancet 359 : 520–522, 2002) は、この点で大いに参考になると思います。本学会の会員の先生方にも是非、御一読下さるようお薦めいたします。もともとは内科の先生方がまとめられたものですが、最近、世界最大の外科系の学会である米国外科学会 (American College of Surgeons) もこの医師憲章を外科医師も遵守すべきであると認知しています。会員の先生方には是非とも原文で読んでいただきたいのですが、御参考までに要点のみここに御紹介しておきます。

医師憲章

A　三つの根本原則①患者の利益追求 (patient's welfare) : 医師は患者の利益を守ることを何よりも優先し、市場、社会、管理者からの圧力に屈してはならない。②患者の自律性の尊重（patient's autonomy）：医師は患者の自己決定権を尊重し、「インフォームド・ディシジョン」が下せるように患者を助けなければならない。③社会正義（social justice）：医師には、医療における不平等や差別を排除するために積極的に活動する社会的責任がある。

B　プロフェッショナルとしての一〇の責任①プロとしての能力を維持するための生涯学習の責務（professional competence）、②患者に決して嘘をいわないこと（honesty with patients）、③患者の秘密を守る責務（patients' confidentiality）、④患者との適切な関係の維持（appropriate relationship with patients）、⑤医療の質を向上させる責務（improving quality of care）、⑥医療へのアクセスの確保（improving access to care）、⑦限られた医療資源の適正配置・配分の責務（just distribution of finite resources）、⑧科学的知識の向上、維持における責務（scientific knowledge）、⑨利害抵触に適正に対処し、信頼を維持する責務（maintaining trust by managing conflicts of interest）、⑩専門職に従事するものとしての責務（professional responsibilities）。

将来的に市場、社会、管理者などからの医師への外圧が強まることをいち早く察知し、患者の権利を守るために医師はこれに屈してはならないことをうたい、不平等や差別を排除するために医師が積極的に活動することを求めている点、さらに、インフォームド・コンセントから一歩進んで「インフォームド・ディシジョン」という新しい言葉が使われていることに注目したいと思います。

規制改革・民間開放推進会議が企画、推進しようとしている混合診療の全面解禁、医療への市場原理の導入が、二一世紀においてすべての医師が遵守すべき規範であるこの医師憲章と多くの点で衝突することは明らかです。会員の一人ひとりがこの新しい医師憲章の精神を尊重し、行動を開始する年であってほしいと願っています。

（日本臨床外科学会雑誌第六六巻・第一号「年頭にあたって」より）

年表　医療・世の中の出来事（一九九六―二〇〇五年）

月	医学・医療に関する出来事	世の中の出来事
1月	●1・11 厚生大臣に菅直人氏就任	●1・11 橋本龍太郎内閣、発足 ●1・19 社会党、社会民主党に党名変更
2月	●2・16 菅厚相、薬害エイズ訴訟の原告団らと会見。国・厚生省の責任を認め謝罪	
3月	●3・27 欧州連合(EU)、狂牛病(牛海綿状脳症)汚染の危険がある英国産牛肉・乳製品の全面禁輸措置を決定	●3・30 東京臨海高速鉄道りんかい線、開業
4月	●4・1 診療報酬、平均三・四%引上げ、実質〇・八%引上げ ●4・1 日本医師会会長、坪井栄孝氏就任	
5月	●5・17 京都大学医学部、国内初の生体小腸移植実施 ●5・22 水俣病訴訟、患者組織の全国連がチッソと和解。一六年の法廷闘争終結	
6月	●6・6 京都の病院、末期癌患者を筋弛緩剤により安楽死(四月)させていたことが判明	

7月	8月	9月	10月	11月	12月
●7・14 大阪府堺市、学校給食によりO-157大量感染 ●7・31 厚生省・医療関係者審議会臨床研修部会臨床研修検討小委員会「卒後臨床研修の今後の改善に向けて」とする中間報告とりまとめ	●8・7 医療機関が標榜できる診療科名を新規追加。追加診療科名は、アレルギー科、心療内科、リウマチ科、リハビリテーション科、歯科口腔外科 ●8・21 薬害エイズ事件、大阪地検がミドリ十字を強制捜査。歴代三社長を逮捕 ●8・29 薬害エイズ事件、安部英前帝京大学副学長を逮捕	●9・11 岡山大学、肺癌の遺伝子治療を承認		●11・2 神戸市で初の薬害エイズ国際会議開催 ●11・7 厚生大臣に小泉純一郎氏就任	
●7・19 アトランタオリンピック開幕		●9・28 民主党、発足		●11・7 第二次橋本内閣、発足	●12・4 前厚生事務次官、収賄容疑で逮捕 ●12・17 ペルー日本大使公邸占拠事件 ●12・25 川崎公害訴訟、一四年振りに和解

	1月	2月	3月	4月	5月	6月
医学・医療に関する出来事		●2・23 英国の研究所、クローン羊の誕生に成功		●4・1 診療報酬一・七%引上げ（消費税五%に伴う） ●4・7 与党医療保険制度改革協議会、「医療制度改革の基本方針」策定		●6・16 健康保険法等改正法、成立（第三次医療法改正） ●6・25 厚生省、被保険者の請求があれば、一定条件のもとで保険者によるレセプト開示を認める方針を決定
世の中の出来事	●1・2 ナホトカ号重油流出事故		●3・1 大阪ドーム、オープン ●3・15 岡山自動車道、全線開通	●4・1 消費税五%、スタート ●4・14 農林水産省、諫早湾干拓事業において諫早湾の水門を閉鎖。地元住民が座り込みの抗議運動を開始	●5・27 神戸児童連続殺傷事件（中学三年の少年を逮捕）	●6・20 デンバーサミット、開催

月	医療	世の中の出来事
7月	●7・29 日本医師会「医療構造改革構想（第二版）」発表	●7・1 香港、中国に返還
8月	●8・7 厚生省、「二一世紀の医療保険制度（厚生省案）」策定	●8・31 ダイアナ元英国皇太子妃、事故死
9月	●9・1 新医療保険制度、スタート。医療費の患者負担の引上げ（一割→二割）など ●9・11 小泉厚生大臣留任	●9・11 第二次橋本改造内閣、発足 ●9・23 日米政府、防衛協力の対象を周辺有事に拡大した、新たな「日米防衛協力のための指針（ガイドライン）」を決定
10月	●10・16 臓器移植法、施行 ●10・16 臓器移植法のもと、臓器を移植実施施設に斡旋する「社団法人日本臓器移植ネットワーク」発足	●10・1 長野（北陸）新幹線開業。東京—長野間で営業運転開始
11月		●11・22 山一證券、経営破綻 ●11・24 米スペースシャトル「コロンビア」に宇宙飛行士・土井隆雄氏搭乗。日本人初の宇宙遊泳で観測衛星の回収に成功
12月	●12・9 介護保険法、成立。平成一二年より、四〇歳以上の国民が保険料を負担し、寝たきり・痴呆の高齢者などへの介護サービスの実施を目指す	●12・11 地球温暖化防止京都会議、開催。先進国の温室効果ガス削減目標を採択

1998(平成10)年

	医学・医療に関する出来事	世の中の出来事
1月		
2月		●2・2 七桁の新郵便番号、スタート ●2・7 長野冬季オリンピック、開幕
3月		
4月	●4・1 診療報酬一・五%引上げ、実質一・三%引下げ ●4・1 地域医療支援病院、創設 ●4・1 精神保健福祉士法、施行 ●4・27 移植関係学会合同委員会、肺移植実施施設に四大学病院を選定	●4・1 金融ビッグバン、スタート ●4・5 神戸市と淡路島を結ぶ世界最長つり橋「明石海峡大橋」(全長三九一一m)、開通
5月	●5・12 埼玉医科大学倫理委員会、国内で初めて女性の性転換手術を承認	●5・11 インドで核実験 ●5・28 パキスタンで核実験
6月	●6・10 国民健康保険法等改正法、成立 ●6・17 臓器提供施設、三三八施設に拡大	●6・10 サッカーW杯、フランス大会開幕。日本初出場、三戦全敗

	7月	8月	9月	10月	11月	12月
医療	●7・30 厚生大臣に宮下創平氏就任		●9・1 言語聴覚士法、施行	●10・16 埼玉医科大学、性同一性障害の女性に医療行為として国内初の性転換手術を実施 ●10・28 岡山大学医学部付属病院、国内初の生体部分肺移植手術実施	●11・1 急性期入院医療の定額払い方式（日本版DRG／PPS）試行開始、国立病院等一〇施設で五年間を目処に	
世の中の出来事	●7・25 和歌山毒入りカレー事件 ●7・30 小渕恵三内閣、発足	●8・30 北朝鮮、新型弾道ミサイル「テポドン」発射実験（北朝鮮は人工衛星と発表）。一部が日本列島を越えて三陸沖の太平洋上に着弾			●11・18 しし座流星群、観測	●12・2 東大寺、春日大社などを「古都奈良の文化財」として世界遺産に登録 ●12・17 コメの関税化、決定

	1月	2月	3月	4月	5月	6月
医学・医療に関する出来事	●1・11 横浜市立大学医学部附属病院、「患者取り違え手術」事故発生 ●1・14 厚生大臣に宮下創平氏留任 ●1・25 厚生省、性的不能治療薬「バイアグラ」承認。発売は三月二三日から	●2・10 医療関係者審議会・医師臨床研修部会、卒後臨床研修の必修化について制度の枠組みを決定。医師に最低二年の卒後臨床研修を義務づけ ●2・28 臓器移植法に基づく初の脳死判定。心臓、肝臓、腎臓、角膜を移植		●4・1 感染症予防医療法、施行 ●4・22 厚生省、診療録等の電子媒体による保存を認める通知	●5・12 臓器移植法に基づく二例目の脳死判定。心臓、腎臓を移植	
世の中の出来事	●1・1 EU、単一通貨ユーロ導入 ●1・14 小渕第一次改造内閣、発足		●3・1 対人地雷全面禁止条約、発効 ●3・2 六歳未満の幼児に対し、チャイルド・シートの着用義務化	●4・11 東京都知事、石原慎太郎氏就任	●5・20 川崎公害病訴訟、一七年ぶり和解	●6・27 山陽新幹線、トンネルでコンクリート崩落事故

7月	8月	9月	10月	11月	12月
●7・9 京都大学附属病院、世界初の生体ドミノ・分割肝移植手術実施 ●7・26 九州大学病院、国内二例目の生体ドミノ肝移植手術実施		●9・2 低用量経口避妊薬、正式に発売	●10・5 厚生大臣に丹羽雄哉氏就任 ●10・15 国境なき医師団、ノーベル平和賞授賞	●11・11 厚生省、たばこ依存症一八〇〇万人と推定 ●11・30 健康保険組合連合会、全国大会で診療報酬引下げ決議	
●7・8 中央省庁再編法、成立 ●7・23 羽田発新千歳行きの全日空ジャンボ機、ハイジャック事件。機長が刺殺	●8・12 改正住民基本台帳法、成立	●9・8 東京・池袋通り魔事件 ●9・29 JR下関駅構内通り魔事件 ●9・30 茨城県東海村の核燃料加工会社で、臨界事故発生	●10・5 小渕第二次改造内閣、発足 ●10・26 埼玉・桶川ストーカー殺人事件	●11・25 東京・幼稚園児殺害事件	

	医学・医療に関する出来事	世の中の出来事
1月		●1・1 コンピュータ西暦二〇〇〇年問題 ●1・28 新潟・少女監禁事件（九年間）
2月	●2・29 「エホバの証人」信者輸血拒否訴訟、最高裁判決。患者の医療上の自己決定権は、憲法で保障されている人格権の一内容として尊重されなければならない	●2・2 改正公職選挙法、成立 ●2・7 東京都、外形標準課税導入を発表
3月		●3・31 北海道有珠山、二三年ぶりに噴火
4月	●4・1 介護保険制度、「健康日本二一」スタート ●4・1 診療報酬一・九％引上げ、実質〇・二％引上げ ●4・5 丹羽厚相、再任 ●4・25 七例目の脳死判定。膵腎同時、心臓、肝臓、腎臓を移植	●4・2 小渕首相、脳梗塞で緊急入院。第八五代首相に森喜朗氏、就任 ●4・5 第一次森連立内閣、発足
5月	●5・16 厚生省、女児死亡でポリオワクチン接種の中断を指示 ●5・18 政府の「ミレニアム・ゲノム・プロジェクト」発足 ●5・31 臨時老人薬剤費特別給付金法、成立	●5・3 西鉄高速バスジャック事件
6月		●6・29 雪印乳業食中毒事件

7月	8月	9月	10月	11月	12月
●7・4　厚生大臣に津島雄二氏就任 ●7・26　厚生省、中医協にＤＲＧ試行の抜本的見直し案を提示。一年間の調査に否定的評価			●10・11　厚生省、「六五歳以上へのインフルエンザ予防接種は一回でよい」旨を都道府県に通知	●11・30　健康保険法等改正法、成立。高齢者の月額上限付き定率一割負担制導入など ●11・30　医療法等改正法、成立。病床区分の見直しなど。翌年三月から施行 ●11・30　ヒトクローン技術規制法、成立	●12・5　厚生大臣に坂口力氏就任 ●12・12　厚生省、医薬品などの原料に狂牛病発症国の牛を使用しないよう、製造業者に指示 ●12・21　農林水産省、ＥＵからの牛肉および加工品などの輸入を全面禁止
●7・4　第二次森連立内閣、発足 ●7・8　三宅島噴火 ●7・19　二千円札、新五百円玉硬貨を発行 ●7・21　沖縄サミット開幕	●8・12　ロシア原子力潜水艦「クルスク」沈没事故	●9・15　シドニーオリンピック開幕（高橋尚子、日本女子陸上初の金メダル）	●10・10　ノーベル化学賞、白川英樹氏授賞	●11・24　ストーカー規正法、施行 ●11・28　改正少年法、成立 ●11・28　オランダ、安楽死合法化法案可決	●12・5　第二次森改造内閣、発足 ●12・31　東京・世田谷一家殺人事件

2001（平成13）年

	1月	2月	3月	4月	5月	6月
医学・医療に関する出来事	●1・6 厚生省、厚生労働省へ名称変更	●2・11 米国のセレラ・ジェノミクス社と、日米欧の国際共同研究チーム「国際ヒトゲノム計画」、ヒトの遺伝子数の解読結果を発表。セレラ社は二万六千～三万九千個、国際ヒトゲノム計画は三万～四万個と、従来の学説（約一〇万個）より少ない結果に	●3・13 世界保健機関（WHO）、飛行機旅行などから起きるとされる「エコノミークラス症候群」について、対策の検討を始めると発表 ●3・28 東京地裁、薬害エイズ判決。安部被告に、「危険の大きい医療行為を選択した過失はない」として無罪に。検察側は四月一〇日、控訴	●4・1 厚生労働省・文部科学省・経済産業省合同「ヒトゲノム遺伝子解析研究に関する倫理指針」施行 ●4・26 厚生労働大臣、坂口力氏再任	●5・10 名古屋大学グループ、口の粘膜細胞で角膜再生に成功 ●5・23 政府、ハンセン病訴訟で控訴断念	
世の中の出来事	●1・6 中央省庁改革。一府一二省庁、発足 ●1・6 米国大統領、ブッシュ氏就任	●2・9 ハワイ沖で「えひめ丸」が米原子力潜水艦と衝突、沈没	●3・31 ユニバーサル・スタジオ・ジャパン（USJ）オープン	●4・1 情報公開法、家電リサイクル法等施行 ●4・6 DV防止法、成立 ●4・26 自民、公明、保守三党連立による小泉純一郎内閣、発足	●5・8 武富士弘前支店強盗放火事件	●6・8 大阪・池田小学校児童殺傷事件。児童八人死亡 ●6・22 中国政府、セーフガード対抗措置

月		
7月	●7・1 一五例目の脳死判定。ドナーの意思を尊重し、親族に腎臓移植	●7・21 明石市の歩道橋で将棋倒し事故。死者一〇人を含め、一三九人の死傷者
8月	●8・24 くも膜下出血原因遺伝子、発見	●8・13 小泉首相、靖国神社参拝
9月		●9・1 東京・新宿、歌舞伎町雑居ビル火災 ●9・11 米国同時多発テロ。世界貿易センタービル崩壊 ●9・14 マイカル、経営破綻
10月	●10・11 平成一二年度健保組合決算、六割の組合で計一二三一億円が赤字 ●10・31 改正予防接種法、成立	●10・8 米国、アフガニスタン空爆開始 ●10・10 ノーベル化学賞、野依良治氏授賞 ●10・14 米国、炭疽菌による初の一般市民の死者発生
11月	●11・15 新潟大学医学部、エイズウイルス除去に成功。薬害エイズ患者の精液からウイルスを除去、体外受精で妊娠した女性が出産。出生児にも感染なし ●11・29 政府・与党社会保障改革協議会、「医療制度改革大綱」策定	●11・20 イチロー、米大リーグで新人賞と日本人初のMVP
12月	●12・6 改正保助看（保健婦助産婦看護婦）法、成立 ●12・8 信州大学医学部、ES細胞研究申請。ES細胞を使い人工臓器などを開発する研究計画を、文部科学省に国内初の申請	●12・2 米国エネルギー大手エンロン、経営破綻 ●12・21 日中セーフガード問題、双方が貿易制限措置取り下げで決着

	医学・医療に関する出来事	世の中の出来事
1月	●1・18 東京・世田谷の病院、院内感染の疑い。患者の血液などからセラチア菌検出 ●1・28 ハンセン病訴訟、和解	●1・22 雪印牛肉偽装事件。外国産牛肉を国産と偽っていたことが発覚 ●1・29 小泉首相、田中外相を更迭。二月一日、川口順子環境相を外相に起用
2月		●2・8 ソルトレークシティ冬季オリンピック開幕
3月	●3・1 看護職の名称、「保健師」「助産師」「看護師」「准看護師」に ●3・1 国立成育医療センター、開設 ●3・8 厚生労働省、「医療制度改革推進本部」設置 ●3・25 薬害ヤコブ病訴訟、国が和解受け入れ	
4月	●4・1 診療報酬二・七％引下げ（医科一・三％引下げ、本体初のマイナス改定） ●4・1 医療機関の広告規制緩和。専門医資格、治療方法などの広告が可能に ●4・19 神奈川県の病院、安楽死事件。主治医が筋弛緩剤を入院患者に投与した疑い	●4・13 完全学校週五日制、スタート ●4・24 農林水産省、諫早湾の水門を五年ぶりに開放。海水を導入
5月		●5・16 ベルギー、安楽死を合法化 ●5・31 サッカーW杯、日韓共同開催。日本ベスト一六進出
6月		

月	医療	世の中の出来事
7月	●7・1 特定機能病院等における包括評価、完全実施 ●7・19 厚生労働省、中国製ダイエット食品による健康被害（肝障害）は二四都府県六二人（うち死者二人）と発表。その後、全国で四〇〇人に被害拡大 ●7・26 健康保険法等改正法、成立	
8月	●8・13 文部科学省、来年度から三〇万人の遺伝子調査を始めると発表 ●8・15 宮崎県の温泉「お舟出の湯」、レジオネラ症集団感染で営業中止 ●8・16 熊本大学医学部附属病院、医療過誤。誤診により未婚の二一歳から子宮全体を摘出	●8・5 住民基本台帳ネットワーク、通称「住基ネット」スタート ●8・6 日本ハム子会社牛肉偽装事件
9月	●9・30 坂口力厚生労働大臣、留任	●9・30 小泉第一次改造内閣、発足
10月	●10・1 七〇歳以上高齢者、医療費自己負担が一割（高所得者は二割）に ●10・4 厚生労働省など五省、西ナイルウイルス対策として初の連絡会議開催	●10・1 生活環境条例施行。東京都千代田区でポイ捨てなどの禁止条例、全国初 ●10・8 ノーベル物理学賞、小柴昌俊氏授賞 ●10・9 ノーベル化学賞、田中耕一氏授賞
11月		
12月	●12・17 「医療保険制度改革の厚生労働省試案」、公表 ●12・25 厚生労働省、肺癌治療薬「イレッサ」の副作用を発表。これまでに一二四人が死亡	●12・1 東北新幹線、盛岡―八戸間開業 ●12・4 北朝鮮拉致被害者等支援法成立 ●12・16 イージス艦、インド洋へ初出航。米支援のため初派遣

2003(平成15)年

	1月	2月	3月	4月	5月	6月
医学・医療に関する出来事			●3・28 「医療保険制度改革に関する基本方針」、閣議決定	●4・1 サラリーマンの医療費自己負担、三割に ●4・1 介護報酬改定、二・三%引下げ(在宅〇・一%上げ、施設四・〇%下げ) ●4・1 救命救急士の除細動、メディカルコントロール体制確立のもとで包括的指示下の実施が可能に	●5・13 大塚厚生労働審議官、総合規制改革会議との討論で混合診療に一定の容認姿勢を示す	●6・27 内閣府、特区における株式会社の医療参入の取り扱いで、自由診療で「高度な医療」の提供を目的とする場合に認めるとの成案まとめ
世の中の出来事		●2・1 スペースシャトル「コロンビア」、空中分解事故	●3・19 米英、イラク侵攻作戦開始	●4・1 日本郵政公社、発足 ●4・14 日米英仏独中の六か国首脳、ヒトゲノム配列の解読完了を宣言	●5・1 健康増進法、施行 ●5・26 三陸南地震	

	医療	世の中の出来事
7月	●7・1 SARS（重症急性呼吸器症候群）、初の指定感染症に指定	●7・26 宮城県北部地震
8月	●8・1 平成一六年度予算シーリング決定。厚生労働省は社会保障費二二〇〇億円の削減を求められる	●8・1 イラク特措法、施行 ●8・10 沖縄戦後初の鉄道、沖縄都市モノレール開業
9月	●9・22 坂口力厚生労働大臣、留任 ●9・25 慈恵医大青戸病院医師ら逮捕、手術原因で患者死亡 ●9・25 外保連、三三〇〇施設対象の調査をもとに手術施設基準の抜本改革で要望書	●9・17 武力攻撃事態対処関連三法、施行 ●9・22 小泉第二次連立改造内閣、発足
10月		●11・19 第二次小泉内閣、発足
11月	●11・19 坂口力厚生労働大臣、留任 ●11・28 厚生労働省、「三位一体改革」で生活保護費負担金などの廃止・縮減で二五〇〇億円の削減を決定	
12月	●12・18 中医協総会、次期診療報酬改定での診療報酬本体（技術料等）のゼロ改定を決定	●12・1 地上デジタルテレビ放送、関東・近畿・中京圏で開始 ●12・26 イラン南東部地震

医学・医療に関する出来事

- ●2・13　厚生労働省、診断群分類別包括評価（DPC）が導入された大学病院等で平均在院日数が約三日短縮したことを発表
- ●3・1　国立長寿医療センター、開設
- ●3・19　政府、「規制改革・民間開放推進会議」設置の閣議決定
- ●4・1　診療報酬改定、医科はプラスマイナスゼロ
- ●4・1　医師の卒後臨床研修制度の必修化、スタート
- ●4・1　国立病院・療養所、独立行政法人国立病院機構に移管
- ●4・1　日本医師会会長、植松治雄氏就任
- ●5・20　臓器移植法に基づく脳死判定三〇例目、移植

世の中の出来事

- ●1・19　自衛隊イラク派遣、開始
- ●2・27　京都で鳥インフルエンザ、一万羽死ぬ
- ●3・7　北海道の死亡牛BSE陽性、国内一一頭目
- ●4・28　年金制度改革法案、野党欠席のまま与党単独採決
- ●4・28　閣僚数名、国民年金一時未納が発覚
- ●5・1　EU、二五か国体制始動
- ●6・1　長崎小六女児同級生殺害事件

7月	●7・1 救命救急士の気管挿管、一定条件を満たした者は実施可能に ●7・1 自動体外式除細動器(AED)、一般人の使用も可能に ●7・1 大学病院以外のDPC試行適用病院が六〇施設に ●7・16 性同一性障害特例法、施行	●7・11 第二〇回参議院選挙、投票。民主党が自民党を上回る五〇議席を確保 ●7・30 自民党の橋本元首相、日本歯科医師連盟からの献金問題で派閥離脱
8月	●8・3 規制改革・民間開放推進会議、中間とりまとめを公表	●8・9 関西電力美浜原発三号機、蒸気漏れ事故 ●8・13 アテネオリンピック開幕
9月	●9・27 尾辻秀久氏、厚生労働大臣就任	●9・10 郵政民営化基本方針、閣議決定 ●9・18 日本プロ野球選手会、初ストライキ ●9・27 第二次小泉改造内閣、発足
10月		●10・23 新潟県中越地震
11月		●11・1 新紙幣、発行 ●11・3 ブッシュ米大統領、再選
12月		●12・26 スマトラ沖地震・津波

2005(平成17)年上半期

	医学・医療に関する出来事	世の中の出来事
1月		●1・20 米国第二期ブッシュ政権、正式発足
2月	●2・4 厚生労働省、変異型クロイツフェルト・ヤコブ病患者の国内初確認を発表	●2・16 気候変動枠組条約・京都議定書、発効
3月	●3・24 厚生労働省、肺癌治療薬「イレッサ」国内使用継続を決定	●3・25 愛知万博、開幕 ●3・28 スマトラ沖、再び大地震
4月		●4・1 個人情報保護法、施行 ●4・9 中国で大規模な反日デモ ●4・25 兵庫・尼崎ＪＲ福知山線脱線事故
5月	●5・20 全国医学部長病院長会議、医師臨床研修制度の抜本的見直しを求める提言まとめ。制度廃止も視野に	●5・6 日本プロ野球、初の公式戦セパ交流試合開幕
6月	●6・4 厚生労働省、医療費抑制のため全国単位の数値目標を設定する方針を発表 ●6・22 改正介護保険法、成立	●6・8 サッカーW杯、日本出場決定

他人に対する優しさと思いやりの気持ちは、医療の原点である。これらは弱者を社会全体で支え合う社会保障の考え方の原点でもある。

現代は苛烈な競争社会であるが、競争原理と社会保障は根本的に相容れない。それでもあえて両者を共存させてきたのは人間の知恵であり、人間社会の文化である。競争が美化され、経済最優先が当たり前のこととしてまかり通るこの頃であるが、その結果、社会保障は急速に後退し、医療にもその影響が及びはじめている。これで本当によいのか、国民一人ひとりが考えなくてはならない。

社会保障費が財政難の目の敵にされているが、国に金がないのではない。問題は使い道である。世界でも突出して多い公共事業費を少しだけ削れば、医療費の財政難は一挙に解決するのである。国民は税金をどのように使ってほしいと考えているのか、日本の医療が崩壊してしまう前に問い直さなければならない。

様々な情報が世間にはあふれているが、政治に関してはむしろ情報管理が強化され、知らしむべからず、依らしむべし、という昔ながらのお上の思想が、いまだにまかり通っている。

医者の世界は特殊な閉鎖社会であるといわれている。少しずつ改善されていると思うのだが、まだまだ医者の常識は世間の常識とかけ離れていることが多いのかもしれない。医者の端くれである私が本書に記したことも的外れのことが多いのかもしれないが、国民の皆さんが日本の医療を考えるうえで何らかのお役に立てば幸いである。

医学関連専門の出版社であるにもかかわらず本書の出版を快くお引き受けいただいたインターメディカ社の赤土正幸氏、制作の実際面でいろいろと御助言と御援助をいただいた小沢ひとみ氏、大山朋茂氏に厚く御礼を申し上げます。

出月康夫

●著者プロフィール

日本医学会副会長
東京大学名誉教授

出月康夫《いでづき　やすお》

一九三四年、東京都に生まれる。

一九六〇年東京大学医学部卒業。専門は一般・消化器外科。東京大学、ミネソタ大学、聖マリアンナ医科大学などを経て、一九八四―一九九四年東京大学医学部第二外科教授。食道静脈瘤手術や、膵臓移植をはじめとする臓器移植手術のパイオニアとして世界に知られ、さらに内視鏡による手術を日本に紹介し、普及に努めてきたことでも知られる。万国外科学会、世界内視鏡外科学会、国際外科学会連合など、多くの国際医学団体の要職を務め、わが国外科医療のオピニオンリーダー的存在。

現在も東京都荒川区の南千住病院で、常に一人ひとりの患者さんを第一に考えた誠実な診療を続けている。

日本外科学会名誉会長。日本臨床外科学会会長。米国外科学会名誉会員。日本移植学会名誉会員。外保連会長。日本医師会疑義解釈委員長。

日本の医療を崩壊させないために

2005年8月10日　初版第1刷発行

[著　者] 出月康夫

[発行者] 赤土正幸

[発行所] 株式会社インターメディカ
〒102-0072
東京都千代田区飯田橋2-14-2
TEL　03-3234-9559
FAX　03-3239-3066
URL　http://www.intermedica.co.jp

[印　刷] 凸版印刷株式会社

ISBN 4-89996-123-5 C3047
定価はカバーに表示してあります。

デザイン／藪ふく子
イラスト／うかいえいこ（MS企画）